国家卫生健康委员会"十四五"规划教材

全国高等学校配套教材

供本科护理学类专业用

U0276263

人体形态学
实验与学习指导

主　编　周瑞祥　张雅芳

副主编　郝立宏　周劲松　乔海兵

编　者　（以姓氏笔画为序）

叶翠芳　（华中科技大学同济医学院）　　周瑞祥　（福建医科大学）

冉建华　（重庆医科大学）　　　　　　　庞　刚　（安徽医科大学）

乔海兵　（山西医科大学汾阳学院）　　　郑德宇　（锦州医科大学）

李　莎　（河北医科大学）　　　　　　　赵云鹤　（山西医科大学）

杨慧科　（哈尔滨医科大学）　　　　　　郝立宏　（大连医科大学）

宋　军　（福建医科大学）　　　　　　　祝　辉　（南京医科大学）

张少杰　（内蒙古医科大学）　　　　　　倪秀芹　（哈尔滨医科大学大庆校区）

张雅芳　（哈尔滨医科大学）　　　　　　黄海辉　（福建医科大学）

武志兵　（长治医学院）　　　　　　　　谢　群　（莆田学院）

周　雪　（四川大学华西医学中心）　　　蔡　艳　（中南大学湘雅医学院）

周劲松　（西安交通大学医学部）

人民卫生出版社
·北　京·

图书在版编目（CIP）数据

人体形态学实验与学习指导 / 周瑞祥，张雅芳主编
. —北京：人民卫生出版社，2023.11
ISBN 978-7-117-35238-3

Ⅰ.①人…　Ⅱ.①周…②张…　Ⅲ.①人体形态学–
医学院校–教学参考资料　Ⅳ.①R32

中国国家版本馆 CIP 数据核字（2023）第 172570 号

人卫智网	www.ipmph.com	医学教育、学术、考试、健康， 购书智慧智能综合服务平台
人卫官网	www.pmph.com	人卫官方资讯发布平台

人体形态学实验与学习指导
Renti Xingtaixue Shiyan yu Xuexi Zhidao

主　　编：周瑞祥　张雅芳
出版发行：人民卫生出版社（中继线 010-59780011）
地　　址：北京市朝阳区潘家园南里 19 号
邮　　编：100021
E - mail：pmph @ pmph.com
购书热线：010-59787592　010-59787584　010-65264830
印　　刷：北京印刷集团有限责任公司
经　　销：新华书店
开　　本：850 × 1168　1/16　印张：10
字　　数：310 千字
版　　次：2023 年 11 月第 1 版
印　　次：2023 年 11 月第 1 次印刷
标准书号：ISBN 978-7-117-35238-3
定　　价：42.00 元

打击盗版举报电话：010-59787491　E-mail: WQ @ pmph.com
质量问题联系电话：010-59787234　E-mail: zhiliang @ pmph.com
数字融合服务电话：4001118166　E-mail: zengzhi @ pmph.com

前　言

　　《人体形态学实验与学习指导》是以普通高等教育护理学类专业本科第七轮规划教材《人体形态学(第5版)》(周瑞祥、张雅芳主编)为蓝本编写的配套教材,旨在帮助本科学生在学习人体形态学过程中注重实践、注重知识的逻辑性和条理性,帮助学生总结、巩固所学内容,提升学习效率和效果,同时培养其自学能力和基础理论联系临床实践的能力,为今后学习和工作奠定基础。

　　本书与主教材对应,分为24章。根据实际内容按章或节分为实验指导、学习指导和习题及答案三个部分。实验指导包括实验方法和实验内容;学习指导包括学习目标和学习要点,特别是学习要点利用了思维导图、图片或表格形式对知识点进行了梳理和高度提炼,该部分为本配套教材的主要内容,有利于指导学生将繁杂的人体形态结构进行归纳和总结;习题及答案编写时参照了国家护士执业资格考试大纲的部分选择题型进行设计,题型包括A1型题和A2型题,题目选择注重体现学习目标中的掌握内容,同时与临床应用相结合,以训练学生的临床思维和综合分析能力。

　　本书主要供护理学类专业本科学生使用,也可供其他专业、其他层次医学生使用,还可供临床医护工作者使用或参考,并对参加护士执业资格考试等相关考试提供参考和指导。

　　在本书编写过程中,各位编者通力合作,紧扣实验与学习指导的基本目标,针对本课程和护理学专业特点,突出重点,力图使本配套教材精炼、实用,在此对各位编者的辛勤工作一并致以衷心感谢!

　　由于水平有限,难免存在不妥之处,敬请各位同行和读者批评指正、提出宝贵意见,以期不断修正和完善!

周瑞祥　张雅芳

2023年7月

目录

NURSING

第一篇　人体构成 ··· 1
　第一章　细胞 ··· 1
　第二章　基本组织 ··· 3
　　第一节　上皮组织 ··· 3
　　第二节　结缔组织 ··· 8
　　第三节　肌组织 ··· 14
　　第四节　神经组织 ··· 18

第二篇　大体解剖学 ··· 23
　第三章　运动系统 ··· 23
　　第一节　骨学 ··· 23
　　第二节　关节学 ··· 28
　　第三节　骨骼肌 ··· 34
　第四章　消化系统 ··· 40
　第五章　呼吸系统 ··· 44
　第六章　泌尿系统 ··· 48
　第七章　生殖系统 ··· 52
　第八章　脉管系统 ··· 58
　　第一节　心 ··· 58
　　第二节　动脉 ··· 61
　　第三节　静脉 ··· 65
　　第四节　淋巴管道 ··· 68
　　第五节　淋巴器官和淋巴组织 ······································· 69
　　第六节　人体各部的淋巴结和淋巴引流 ······························· 69
　第九章　内分泌系统 ··· 71
　第十章　神经系统 ··· 74
　　第一节　概述、脊髓、脑干 ··· 74
　　第二节　小脑、间脑 ··· 79
　　第三节　端脑 ··· 82

第四节　脑和脊髓的被膜、血管及脑脊液循环 ⋯⋯⋯⋯⋯⋯⋯⋯⋯⋯⋯⋯⋯⋯⋯⋯ 85

第五节　脊神经 ⋯⋯⋯⋯⋯⋯⋯⋯⋯⋯⋯⋯⋯⋯⋯⋯⋯⋯⋯⋯⋯⋯⋯⋯⋯⋯⋯⋯⋯⋯ 87

第六节　脑神经 ⋯⋯⋯⋯⋯⋯⋯⋯⋯⋯⋯⋯⋯⋯⋯⋯⋯⋯⋯⋯⋯⋯⋯⋯⋯⋯⋯⋯⋯⋯ 90

第七节　内脏神经系统 ⋯⋯⋯⋯⋯⋯⋯⋯⋯⋯⋯⋯⋯⋯⋯⋯⋯⋯⋯⋯⋯⋯⋯⋯⋯⋯⋯ 93

第八节　神经系统的传导通路 ⋯⋯⋯⋯⋯⋯⋯⋯⋯⋯⋯⋯⋯⋯⋯⋯⋯⋯⋯⋯⋯⋯⋯ 95

第十一章　感觉器 ⋯⋯⋯⋯⋯⋯⋯⋯⋯⋯⋯⋯⋯⋯⋯⋯⋯⋯⋯⋯⋯⋯⋯⋯⋯⋯⋯⋯⋯ 98

第一节　视器 ⋯⋯⋯⋯⋯⋯⋯⋯⋯⋯⋯⋯⋯⋯⋯⋯⋯⋯⋯⋯⋯⋯⋯⋯⋯⋯⋯⋯⋯⋯⋯ 98

第二节　前庭蜗器 ⋯⋯⋯⋯⋯⋯⋯⋯⋯⋯⋯⋯⋯⋯⋯⋯⋯⋯⋯⋯⋯⋯⋯⋯⋯⋯⋯⋯ 101

第三篇　人体主要器官的微细结构 ⋯⋯⋯⋯⋯⋯⋯⋯⋯⋯⋯⋯⋯⋯⋯⋯⋯⋯⋯⋯⋯ 103

第十二章　消化系统 ⋯⋯⋯⋯⋯⋯⋯⋯⋯⋯⋯⋯⋯⋯⋯⋯⋯⋯⋯⋯⋯⋯⋯⋯⋯⋯⋯ 103

第十三章　呼吸系统 ⋯⋯⋯⋯⋯⋯⋯⋯⋯⋯⋯⋯⋯⋯⋯⋯⋯⋯⋯⋯⋯⋯⋯⋯⋯⋯⋯ 108

第十四章　泌尿系统 ⋯⋯⋯⋯⋯⋯⋯⋯⋯⋯⋯⋯⋯⋯⋯⋯⋯⋯⋯⋯⋯⋯⋯⋯⋯⋯⋯ 112

第十五章　生殖系统 ⋯⋯⋯⋯⋯⋯⋯⋯⋯⋯⋯⋯⋯⋯⋯⋯⋯⋯⋯⋯⋯⋯⋯⋯⋯⋯⋯ 116

第十六章　心血管系统 ⋯⋯⋯⋯⋯⋯⋯⋯⋯⋯⋯⋯⋯⋯⋯⋯⋯⋯⋯⋯⋯⋯⋯⋯⋯⋯ 122

第十七章　免疫系统 ⋯⋯⋯⋯⋯⋯⋯⋯⋯⋯⋯⋯⋯⋯⋯⋯⋯⋯⋯⋯⋯⋯⋯⋯⋯⋯⋯ 125

第十八章　内分泌系统 ⋯⋯⋯⋯⋯⋯⋯⋯⋯⋯⋯⋯⋯⋯⋯⋯⋯⋯⋯⋯⋯⋯⋯⋯⋯⋯ 129

第十九章　皮肤 ⋯⋯⋯⋯⋯⋯⋯⋯⋯⋯⋯⋯⋯⋯⋯⋯⋯⋯⋯⋯⋯⋯⋯⋯⋯⋯⋯⋯⋯ 132

第四篇　人体胚胎学 ⋯⋯⋯⋯⋯⋯⋯⋯⋯⋯⋯⋯⋯⋯⋯⋯⋯⋯⋯⋯⋯⋯⋯⋯⋯⋯⋯ 136

第二十章　人胚早期发育 ⋯⋯⋯⋯⋯⋯⋯⋯⋯⋯⋯⋯⋯⋯⋯⋯⋯⋯⋯⋯⋯⋯⋯⋯ 136

第二十一章　胎膜与胎盘 ⋯⋯⋯⋯⋯⋯⋯⋯⋯⋯⋯⋯⋯⋯⋯⋯⋯⋯⋯⋯⋯⋯⋯⋯ 140

第二十二章　双胎、多胎和连体双胎 ⋯⋯⋯⋯⋯⋯⋯⋯⋯⋯⋯⋯⋯⋯⋯⋯⋯⋯⋯ 145

第二十三章　胎儿的血液循环和出生后的变化 ⋯⋯⋯⋯⋯⋯⋯⋯⋯⋯⋯⋯⋯⋯ 147

第二十四章　常见先天性畸形及原因 ⋯⋯⋯⋯⋯⋯⋯⋯⋯⋯⋯⋯⋯⋯⋯⋯⋯⋯ 149

参考文献 ⋯⋯⋯⋯⋯⋯⋯⋯⋯⋯⋯⋯⋯⋯⋯⋯⋯⋯⋯⋯⋯⋯⋯⋯⋯⋯⋯⋯⋯⋯⋯⋯ 154

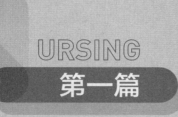

人 体 构 成

第一章 细 胞

一、实验指导

（一）实验方法

采用生物学显微镜观察切片、涂片，并结合观看电子显微镜照片的方法。

（二）实验内容

掌握光学显微镜的主要组成部件，熟悉显微镜使用操作步骤；低倍镜下观察形态、大小各异的人体不同部位细胞；高倍镜下辨认细胞膜、细胞质及细胞核，结合电子显微镜照片及特殊染色切片认识内质网、高尔基复合体、溶酶体、线粒体等细胞器，辨认细胞核膜、核仁、染色质和染色体等。

二、学习指导

（一）学习目标

掌握　细胞膜的结构和组成；各种细胞器的结构及功能；细胞核的结构；细胞周期的概念及分期。

熟悉　染色质的包装；细胞运动；细胞衰老及死亡的概念。

了解　干细胞及细胞工程的概念。

（二）学习要点

1. 细胞膜的化学组成

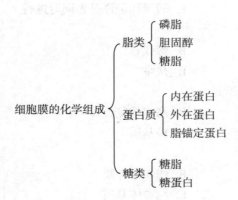

2. 各种类型的细胞器

内质网:粗面内质网,滑面内质网。

高尔基复合体:由扁平囊泡、小囊泡和大囊泡组成。

溶酶体:初级溶酶体、次级溶酶体、三级溶酶体。

过氧化物酶体:清除过氧化氢,调节氧张力。

核糖体:蛋白质的合成。

线粒体:细胞能量的产生场所。

细胞骨架:微丝、微管、中间纤维。

中心体:微管组织中心。

3. 细胞核膜、核仁、染色质和染色体、核基质

4. 细胞周期概念及划分

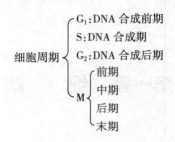

5. 细胞运动依赖细胞骨架及马达蛋白

6. 细胞衰老及两种类型的细胞死亡

7. 干细胞及细胞工程

三、习题及答案

A1 型题

1. 机体形态结构和生命活动的基本结构是
    A. 细胞膜   B. 细胞核   C. 细胞器
    D. 核糖体   E. 细胞

2. 细胞膜的主要化学成分是
    A. 蛋白质、糖类和水   B. 蛋白质、糖类和金属离子   C. 蛋白质、糖类和脂肪
    D. 蛋白质、糖类和脂类   E. 脂类、糖类和无机盐

3. 真核细胞和原核细胞最大的区别是
    A. 有没有细胞核被膜   B. 有没有染色体   C. 有没有核仁
    D. 有没有核孔   E. 转录和翻译是否同时进行

4. 染色质的一级结构是
    A. 核小体   B. 螺线管   C. 超螺线管
    D. 襻环   E. 微带

5. 核糖体大小亚基装配的场所是
    A. 内质网   B. 高尔基复合体   C. 线粒体
    D. 核仁   E. 核基质

6. 线粒体嵴来源于
    A. 细胞质基质   B. 线粒体外膜   C. 线粒体外腔
    D. 线粒体内膜   E. 线粒体基质

7. 内质网的功能**不包括**

    A. 分泌性蛋白质合成的场所　　B. 蛋白质 O- 糖基化　　　C. 脂质合成及转运的场所

    D. 参与糖代谢　　　E. 储存钙

8. 以下对高尔基复合体的描述,**错误**的是

    A. 是一个极性结构　　　　　　　　　　B. 其成熟面靠近细胞核

    C. 中间膜囊一般 2~3 层　　　　　　　　D. 大囊泡在成熟面

    E. 无论顺面还是反面,均呈现连续的管网结构

9. 有丝分裂最主要的特点是

    A. 细胞质均分　　　B. DNA 复制　　　C. 形成赤道板

    D. 形成有丝分裂器　　　E. DNA 均分

10. 能观察到细胞有剧烈形态结构变化的分裂时期是

    A. G_1 期　　　B. S 期　　　C. G_2 期

    D. M 期　　　E. G_0 期

11. 细胞周期的顺序是

    A. M 期、G_1 期、S 期、G_2 期　　　B. M 期、G_1 期、G_2 期、S 期　　　C. G_2 期、S 期、G_1 期、M 期

    D. G_1 期、S 期、M 期、G_2 期　　　E. G_1 期、S 期、G_2 期、M 期

12. 减数分裂过程中同源染色体分离发生在

    A. 前期I　　　B. 中期I　　　C. 后期I

    D. 末期I　　　E. 后期II

13. 关于细胞凋亡的叙述,正确的是

    A. 一种细胞坏死过程　　　　　　　　　B. 一种病理性的死亡过程

    C. 与基因表达无关　　　　　　　　　　D. 意外损伤造成的细胞死亡

    E. 由基因控制的细胞自我死亡过程

14. 衰老细胞常出现的固缩结构是

    A. 核仁　　　B. 内质网　　　C. 染色质

    D. 脂褐质　　　E. 线粒体

答案

A1 型题

1. E　　2. D　　3. A　　4. A　　5. D　　6. D　　7. B　　8. B　　9. D　　10. D

11. E　　12. C　　13. E　　14. C

(宋军 周瑞祥)

第二章 基本组织

第一节 上皮组织

一、实验指导

(一) 实验方法

学会熟练操作显微镜;掌握切片观察基本顺序即肉眼→低倍镜→高倍镜;建立三维空间构象,注重局部的平面结构与整体的立体结构相结合;观察被覆上皮结构时要结合其分布特点。

（二）实验内容

观察单层扁平上皮、单层立方上皮、单层柱状上皮、假复层纤毛柱状上皮、复层扁平上皮和变移上皮的光镜结构。

1. 单层扁平上皮

（1）间皮

【标本来源】 肠系膜，铺片，镀银染色。

【镜下】 低倍镜下选择颜色较浅区域观察，表面观上可见相邻细胞间呈锯齿状紧密嵌合。高倍镜下，细胞呈不规则的多边形，细胞间有棕黑色锯齿状分界线，为镀银染色中银盐沉积所致；细胞质染成黄褐色；细胞核未被银盐染色，位于细胞中央呈椭圆形浅染区。

（2）内皮

【标本来源】动脉，HE 染色。

【肉眼】标本为血管壁横切面的一部分，凹面为管腔面。

【镜下】在管壁最内表面可见一条粉红色细线，为内皮细胞扁薄细胞质连接而成，细胞界限不清；细胞核扁椭圆形，深紫蓝色，突向管腔。

2. 单层立方上皮

【标本来源】肾髓质，HE 染色。

【镜下】低倍镜下，可见许多大小不等的管腔切面。选择一些较大、染色较浅的管道（集合管）观察。高倍镜下可见管壁由一层近似立方形的细胞紧密排列而成，细胞界限清晰，胞质染色透亮，细胞核圆形，居中。

3. 单层柱状上皮

【标本来源】人胆囊，HE 染色。

【肉眼】切片为胆囊壁的一部分切，凹面为管腔面，最表面呈凹凸状为黏膜。

【镜下】低倍镜下，胆囊腔面可见许多指状突起，为胆囊皱襞，最表面可见一层柱状细胞，即为单层柱状上皮。高倍镜下可见上皮细胞呈高柱状，胞质呈红色，细胞核为长椭圆形，呈紫蓝色，位于细胞基底部。

4. 假复层纤毛柱状上皮

【标本来源】人气管，HE 染色。

【肉眼】标本为气管的一部分或整个横断面，凹面即为气管腔面，腔面紫蓝色部分即为假复层纤毛柱状上皮。

【镜下】低倍镜下，上皮细胞排列紧密，界限不清，细胞核蓝紫色，细胞大小不等、高矮不一。高倍镜下，可见柱状细胞数量多，柱状，核椭圆形，位于细胞上部，细胞到达腔面，细胞游离面分布浅红色丝状结构即为纤毛；梭形细胞位于柱状细胞之间，梭形，核椭圆形，位于细胞中部；杯状细胞形似高脚杯，胞质空泡状，核小呈三角形，染色深，位于细胞中下部；锥形细胞位于上皮深部，锥形，核小圆，染色深。

5. 复层扁平上皮

【标本来源】食管横断面，HE 染色。

【肉眼】标本为食管的一部分或整个横断面，凹面即为食管的腔面，腔面凹凸不平，蓝紫色部分即为复层扁平上皮。

【镜下】低倍镜下，上皮由多层细胞构成，上皮与深部结缔组织连接处呈波浪状。高倍镜下，浅层细胞扁平状，无角化，核扁圆形；中间层细胞呈多边形，核圆形，位于细胞中部；基底层细胞矮柱状，排列较紧密，核卵圆形，染色深。

6. 变移上皮

【标本来源】膀胱（空虚状态），HE 染色。

【肉眼】标本为膀胱壁切面，凹凸不平一侧为膀胱腔面，腔面分布着变移上皮。

【镜下】低倍镜下,上皮由多层细胞构成,上皮与深部结缔组织连接的基底面较平整。高倍镜下,浅层细胞称盖细胞,体积大,立方形或矩形,细胞核1~2个,最表层细胞游离面胞质深红色;中间为数层多边形细胞;基底为矮状或立方形细胞。

二、学习指导

(一)学习目标

掌握　上皮组织的一般结构特点与分类;各类被覆上皮的结构特点、分布与功能;腺上皮与腺的概念。

熟悉　内分泌腺与外分泌腺的区别;微绒毛与纤毛的结构与功能;质膜内褶的结构与功能。

了解　上皮细胞侧面特殊结构与功能;基膜的结构与功能;半桥粒的结构与功能。

(二)学习要点

1. 被覆上皮的类型、结构特点与分布

(1)单层上皮(表2-1)

表2-1　单层上皮的类型、结构特点及主要分布

上皮类型	结构特点	主要分布
单层扁平上皮	一层扁平细胞紧密镶嵌:表面观细胞呈多边形,核椭圆形,居中;侧面观细胞扁薄,胞质少,含核部分略厚	内皮:心、血管及淋巴管 间皮:胸膜、腹膜和心包膜 其他:肺泡和肾小囊
单层立方上皮	一层近似立方细胞组成:表面观细胞呈六角形或多边形,核圆形,居中	肾小管、甲状腺滤泡等
单层柱状上皮	一层柱状细胞组成,在肠腔还有杯状细胞。表面观细胞呈六角形	胃、肠、胆囊、子宫等
假复层纤毛柱状上皮	由高矮不等且位于同一基膜的柱状、梭形、锥体及杯状细胞构成;柱状细胞游离面有纤毛	气管、支气管等

(2)复层上皮(表2-2)

表2-2　复层上皮的类型、结构特点及主要分布

上皮类型	结构特点	主要分布
复层扁平上皮	多层细胞排列而成,表层细胞呈扁平鳞片状	未角化:口腔、食管和阴道 角化:皮肤表皮
复层柱状上皮	数层细胞组成,浅层细胞呈柱状	睑结膜、男性尿道等
变移上皮	多层细胞排列而成;细胞层数和形态可随器官的胀缩状态而改变	肾盏、肾盂、输尿管和膀胱

2. 腺的分类

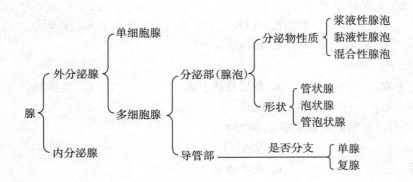

3. 上皮的特殊结构及其功能(表 2-3)

表 2-3　上皮特殊结构的位置、特点及功能

位置	名称	结构特点	功能
游离面	微绒毛	胞膜及胞质向细胞游离面形成指状突起,内含微丝	增加细胞表面积
	纤毛	胞膜和胞质向细胞游离面形成较粗长的突起,主要结构是微管	节律性定向摆动
侧面	紧密连接 (闭锁小带)	靠近游离面处的相邻细胞膜呈点状融合	屏障作用
	黏着小带	在紧密连接下方,相邻细胞间的间隙内充满丝状物质,该处两侧胞膜的胞质面有少量致密物质并有很多平行微丝附着此处,与终末网相连	加强细胞间黏着,传递细胞间收缩力
	桥粒 (黏着斑)	斑状,细胞间隙内有一纵行的致密线,相应的胞质面有致密板,张力丝附着于该板上	牢固的机械性连接
	缝隙连接 (通信连接)	斑状,细胞间隙窄,细胞间由杆状连接蛋白围成通连的小管	交通通道、传递信息
基底面	基膜	主要由糖蛋白构成的薄膜,分为近上皮层的基板和近结缔组织侧的网板	加强上皮细胞与结缔组织的连接、物质交换、选择性通透(半透膜)
	质膜内褶	基底面的胞膜内陷形成内褶,内褶胞质内富含线粒体	扩大细胞表面积,增强对水和电解质的转运
	半桥粒	上皮细胞基底面细胞膜与基膜间形成类似桥粒的致密斑,只是桥粒的一半	加强上皮细胞与基膜的连接

三、习题及答案

A1 型题

1. 分布在胸膜、腹膜和心包膜表面的是
   - A. 内皮
   - B. 单层立方上皮
   - C. 复层扁平上皮
   - D. 单层柱状上皮
   - E. 间皮

2. 衬贴内皮的管道是
   - A. 消化管道
   - B. 呼吸管道
   - C. 泌尿管道
   - D. 循环管道
   - E. 生殖管道

3. 未角化复层扁平上皮分布于
   - A. 食管
   - B. 气管
   - C. 输卵管
   - D. 输尿管
   - E. 输精管

4. 杯状细胞可见于
   - A. 单层立方上皮
   - B. 单层柱状上皮
   - C. 变移上皮
   - D. 复层扁平上皮
   - E. 间皮

5. 内分泌腺与外分泌腺的区别是根据分泌物的
   - A. 性质
   - B. 多少
   - C. 来源
   - D. 排出方式
   - E. 化学成分

6. 盖细胞分布于
   A. 变移上皮 B. 单层立方上皮 C. 复层扁平上皮
   D. 单层柱状上皮 E. 假复层纤毛柱状上皮

7. 下列**不属于**细胞之间侧面的连接结构的是
   A. 紧密连接 B. 中间连接 C. 缝隙连接
   D. 半桥粒 E. 桥粒

8. 质膜内褶发达处细胞质内常含有
   A. 线粒体 B. 滑面内质网 C. 溶酶体
   D. 高尔基复合体 E. 粗面内质网

9. 纤毛分布于
   A. 小肠上皮 B. 气管上皮 C. 变移上皮
   D. 食管上皮 E. 血管内皮

10. 腺上皮是指
    A. 含有腺细胞的上皮组织 B. 具有分泌功能的上皮组织
    C. 具有吸收功能的上皮组织 D. 以分泌功能为主的上皮组织
    E. 以吸收功能为主的上皮组织

11. 电镜下所见的微绒毛,光镜下称之为
    A. 绒毛 B. 纤毛 C. 纹状缘
    D. 微丝 E. 微管

12. 关于复层扁平上皮特点的描述,**错误**的是
    A. 浅层细胞扁平状 B. 包括角化与未角化两类
    C. 基底层细胞有较强的分裂增殖能力 D. 含较多的毛细血管
    E. 与结缔组织的连接面凹凸不平

A2 型题

1. 患者,女,50 岁,反复反酸、烧心 8 年,进行性吞咽困难半年入院,无食管癌家族史,平时偏爱烫食、酸菜、熏肉,胃镜示食管中段肿块,病理检查镜下见肿瘤细胞巢状排列,肿瘤细胞巢中央可见同心圆层状排列的红染无结构层状角化物,诊断为高分化食管鳞状细胞癌。

(1) 临床上的"癌"指发生恶性肿瘤病变的组织是
   A. 疏松结缔组织 B. 上皮组织 C. 肌组织
   D. 神经组织 E. 致密结缔组织

(2) 该病例的"鳞状细胞"是指食管壁的
   A. 未角化复层扁平上皮 B. 角化复层扁平上皮 C. 腺上皮
   D. 结缔组织 E. 肌组织

2. 患者,女,25 岁,因咳嗽、胸闷、气促 2 个月入院,时有发热、盗汗、乏力症状。胸部 CT 检查提示右胸腔中量积液,胸腔穿刺见黄色胸腔积液,胸腔积液结核分枝杆菌培养(+),诊断为结核性胸膜炎。下列组织结构参与胸膜构成的是
   A. 内皮 B. 间皮 C. 单层柱状上皮
   D. 单层立方上皮 E. 复层扁平上皮

答案

A1 型题

1. E 2. D 3. A 4. B 5. D 6. A 7. D 8. A 9. B 10. D
11. C 12. D

A2 型题

1.（1）B （2）A 2. B

解析

A2 型题

2. B。间皮是指分布于胸膜、腹膜和心包膜的单层扁平上皮。衬覆于肺表面、胸廓内面、膈上面及纵隔侧面的由间皮和薄层结缔组织构成的浆膜称胸膜，可分为脏胸膜与壁胸膜，二者之间的密闭腔隙称为胸膜腔，正常情况内含微量润滑液，病理原因时其产生增加而吸收减少，可导致胸腔积液增多，常见病因包括结核、恶性肿瘤、心源性原因及创伤等。

（周瑞祥）

第二节 结 缔 组 织

结缔组织包括固有结缔组织、软骨组织、骨组织、血液和淋巴等，是分布最广泛、形式最多样的一种组织。本节的实验指导与学习指导，分为固有结缔组织、软骨组织与骨组织、血液三部分。

一、实验指导

第一部分：固有结缔组织

（一）实验方法

结缔组织种类多、结构差异大、功能多样，理解结缔组织与被覆上皮的结构特点区别，注重细胞与其细胞外基质的结构特点。

（二）实验内容

观察疏松结缔组织、致密结缔组织、脂肪组织和网状组织的光镜结构。

1. 疏松结缔组织（铺片）

【标本来源】鼠肠系膜，铺片，腹腔活体注射台盼蓝，HE、醛复红染色。

【镜下】低倍镜下选择染色较浅稀薄部位观察，可见交织的纤维和散在的细胞。高倍镜下胶原纤维呈浅红色，波纹状成束交织排列，粗细不等；弹性纤维呈细丝状紫蓝色，直形或弯曲状交织，有分支，断端常呈卷曲状；成纤维细胞较多，扁梭状，星形有突起，胞质弱嗜碱性，细胞轮廓不清，多数仅见椭圆形且染色浅的细胞核；巨噬细胞呈圆形、卵圆形或不规则形，胞质丰富，可见粗细不等的蓝色颗粒即为吞噬的台盼蓝颗粒，细胞核圆形较小，浅蓝色。

2. 疏松结缔组织（切片）

【标本来源】人食管黏膜下层，HE 染色。

【镜下】低倍镜下从食管腔面依次向外找到染色较浅的黏膜下层，可见各种不同切面、粗细不等、染成浅红色的胶原纤维束，纤维束之间散在分布的蓝紫色小点为细胞核。高倍镜下可见不同切面的胶原纤维束，浅红色，纤维之间散在的细胞核多为成纤维细胞的胞核。

3. 规则致密结缔组织

【标本来源】肌腱，HE 染色。

【镜下】低倍镜下可见大量成束排列的胶原纤维纵切面，纤维间可见蓝色细胞核。高倍镜下可见粗大、平行规则、致密排列的胶原纤维束，纤维束之间可见沿着纤维束成行分布的成纤维细胞，即为腱细胞，胞质弱嗜碱性，核呈扁椭圆形。

4. 不规则致密结缔组织

【标本来源】人指皮，HE 染色。

【肉眼】可见切片中染色较深处为表皮，下方浅红色为真皮。

【镜下】低倍镜可见染色较深处表皮由角化复层扁平上皮构成,深层即由不规则致密结缔组织构成的真皮层,其中可见许多各种切面染成浅红色的胶原纤维束。高倍镜下可见胶原纤维呈现各种切面,排列致密且不规则,纤维之间可见椭圆形的细胞核,多为成纤维细胞胞核。

5. 脂肪组织

【标本来源】人皮下组织,HE 染色。

【镜下】低倍镜下可见成群分布的空泡状结构,为大量的脂肪细胞聚集构成脂肪组织,被疏松结缔组织分隔成脂肪小叶。高倍镜下可见体积大、球形或多边形的脂肪细胞,制片过程由于脂滴溶解导致胞质呈空泡状;胞膜内侧缘可见少量浅红色的胞质,细胞核被挤到细胞一侧,呈扁圆形。

6. 网状组织

【标本来源】淋巴结,镀银染色。

【肉眼】切片染色棕黑色,周边颜色深,中间部分色浅。

【镜下】低倍镜下找到染色较浅的部分,细胞较稀疏,纤维较多。高倍镜下可见黑色的网状纤维,细丝状有分支交织成网,网状纤维构成支架,网眼中可见网状细胞、淋巴细胞等。

第二部分:软骨组织与骨组织

(一) 实验方法

观察软骨组织注意从软骨基质中纤维的种类与结构特点加以区分三种软骨组织的结构差异。骨组织的学习以观察长骨骨干的结构为主。

(二) 实验内容

观察透明软骨、弹性软骨和纤维软骨的光镜结构;观察骨组织的光镜结构。

1. 透明软骨

【标本来源】人气管,HE 染色。

【肉眼】可见环形的气管横切面,管壁中紫蓝色的为透明软骨所在。

【镜下】低倍镜下软骨周边可见薄层致密结缔组织构成的软骨膜,染成粉红色,深部为软骨组织,均质状、紫色的软骨基质中分布着软骨细胞,细胞从软骨组织边缘向深部从小变大,深部可见细胞成群分布,细胞周围看不见纤维。高倍镜可见软骨细胞大小不等,胞质弱嗜碱性,位于软骨陷窝内,核椭圆形。深部的软骨细胞多成群分布在一个软骨陷窝中,即同源细胞群。包绕在软骨细胞周围嗜碱性强的基质是软骨囊。

2. 弹性软骨

【标本来源】人耳郭,醛复红染色 /Verhoeff 染色。

【镜下】软骨表面是薄层的软骨膜;软骨基质中可见蓝紫色的弹性纤维,交织成网。软骨细胞形态特点类似透明软骨。

3. 纤维软骨

【标本来源】人椎间盘,HE 染色。

【镜下】大量染成浅红色的胶原纤维呈波纹状走行,纵横相间排列。纤维之间分布着软骨细胞,体积较小,成行排列。

4. 长骨

【标本来源】人长骨,磨片。

【镜下】低倍镜下骨表面可见平行排列的较厚的规则骨板为外环骨板,内衬于骨髓腔面排列有数层不规则的骨板为内环骨板,内、外环骨板之间分布着许多呈同心圆排列的骨板即为骨单位。高倍镜下骨单位中可见数层哈弗斯骨板围绕中央管呈同心圆排列。骨板之间可见深染的小点状结构为骨陷窝,是骨细胞胞体所在空间。骨陷窝向四周发出骨小管,是骨细胞突起所在的位置。

第三部分:血液

(一) 实验方法

观察血细胞通常采用 Wright 或 Giemsa 染色法制成血涂片,其中 Wright 染色法的碱性染料是亚甲蓝,酸性染料为伊红;Giemsa 染色法的碱性染料是天青,酸性染料为伊红。二者的染色原理方法与所呈现的结构基本相同:能与亚甲蓝或天青结合,染紫蓝色的为嗜碱性,能与伊红结合,染粉红色的为嗜酸性。

观察各种白细胞须根据细胞质颗粒染色特点及细胞核形态等加以辨认。

(二)实验内容

观察血涂片中的红细胞、中性粒细胞、嗜酸性粒细胞、嗜碱性粒细胞、单核细胞、淋巴细胞、血小板的光镜结构。

【标本来源】人血液,涂片,Wright 或 Giemsa 染色。

【肉眼】血涂片呈粉红色薄膜状,找到较薄且均匀部位观察。

【镜下】低倍镜下红色且无核的为红细胞,红细胞之间呈紫蓝色即为有核白细胞。油镜下可见:

(1)红细胞数量多,呈双凹圆盘状,胞质红色,无核,中央着色浅,周边染色深。有时可见数个红细胞串连在一起,形成红细胞缗钱。

(2)中性粒细胞数量较多,胞质粉红色,内有细小分布均匀的淡染颗粒。胞核紫蓝色,常呈 2~5 叶或杆状,分叶之间以细丝相连。

(3)嗜酸性粒细胞圆形,胞质内充满粗大、均匀的橘红色嗜酸性颗粒。细胞核紫蓝色,多分为 2 叶,呈八字形。

(4)嗜碱性粒细胞很少,不易找到。胞质内可见大小不等、分布不均的深蓝色嗜碱性颗粒。胞核 S 形或不规则形,常被颗粒遮盖。

(5)单核细胞在白细胞中体积最大,胞质丰富,呈灰蓝色,胞核多呈马蹄形、肾形或不规则形,染色质浅。

(6)淋巴细胞大小不等,多为小淋巴细胞。核呈圆形,一侧常有凹陷,染色质致密,呈深紫蓝色。核周围可见一层很薄的胞质,染成天蓝色。中等和大淋巴细胞核染色浅,胞质稍多。

(7)血小板分布于血细胞之间,聚集成群,形态不规则或多角形,血小板周围浅蓝色为透明区,中央部分含紫色颗粒称颗粒区。

二、学习指导

第一部分:固有结缔组织

(一)学习目标

掌握 结缔组织的特点和分类;疏松结缔组织、致密结缔组织和脂肪组织的结构特点;成纤维细胞、巨噬细胞、肥大细胞和浆细胞的结构特点与功能。

熟悉 网状组织的结构特点;纤维和基质的基本成分和功能。

了解 未分化间充质细胞的结构与功能;组织液的形成和功能。

(二)学习要点

结缔组织纤维类别、形态特点、成分及功能见表 2-4。

表 2-4 结缔组织纤维类别、形态特点、成分及功能

类别	染色	光镜形态	生化成分	功能
胶原纤维 (黄纤维)	HE 染色呈红色	粗细不等,波浪形,交织分布	I型和Ⅲ型胶原蛋白	韧性大,抗拉力强,弹性较差
弹性纤维 (白纤维)	HE 染色呈红色,醛复红染色呈紫色	较细,常分支交织成网	弹性蛋白和微原纤维	韧性差,弹性好
网状纤维 (嗜银纤维)	镀银染色,黑色	细短,分支较多,交织成网	Ⅲ型胶原蛋白	构成网状纤维支架

第二部分:软骨组织与骨组织

(一)学习目标

掌握 软骨的分类;透明软骨的结构与功能、骨组织的结构。

熟悉　弹性软骨、纤维软骨的形态特点。

了解　软骨的生长；骨发生。

(二) 学习要点

软骨的分类、成分和分布及功能特点比较见表 2-5。

表 2-5　软骨的分类、成分和分布及功能特点比较

类别	细胞排列	纤维成分	功能特点	分布
透明软骨	周边幼稚,中央成熟,形成同源细胞群	胶原原纤维	较强的抗压性,一定的弹性和韧性	呼吸道、关节和肋
弹性软骨	周边体积小,中央体积大	弹性纤维	弹性强	耳郭、会厌等处
纤维软骨	细胞较小而少,成行分布	胶原纤维束	韧性强	椎间盘、关节盘及耻骨联合等处

第三部分：血液

(一) 学习目标

掌握　血液的组成、血细胞的分类及正常值；红细胞和白细胞的结构特点与功能。

熟悉　血液与淋巴、血浆与血清的概念；血小板的结构及功能。

了解　血细胞的发生。

(二) 学习要点

1. 血细胞的分类及正常值（表 2-6）

表 2-6　血细胞的成分及其正常值

血细胞	正常值
红细胞	男 $(4.0\sim5.5)\times10^{12}/L$
	女 $(3.5\sim5.0)\times10^{12}/L$
血小板	$(100\sim300)\times10^{9}/L$
白细胞	$(4.0\sim10)\times10^{9}/L$

2. 白细胞的结构与功能（表 2-7）

表 2-7　白细胞分类、结构与功能比较

细胞	正常值	形态结构		功能
		细胞质	细胞核	
有粒白细胞				
中性粒细胞	50%~70%	粉红色,特殊颗粒、嗜天青颗粒	杆状或分叶状	吞噬、防御
嗜酸性粒细胞	0.5%~3%	粗大、均匀的橘红色嗜酸性颗粒	八字形,2 叶	抗过敏、抗寄生虫
嗜碱性粒细胞	0%~1%	大小不均匀紫蓝色的嗜碱性颗粒	分叶状或 S 形	参与过敏反应
无粒白细胞				
单核细胞	25%~30%	浅蓝色,散在的嗜天青颗粒	肾形或马蹄形	变形运动和吞噬能力,参与免疫应答
淋巴细胞	3%~8%	胞质少,蔚蓝色,少量嗜天青颗粒	圆形,侧缘有凹痕,核染色质致密块呈紫蓝色	免疫应答的主要细胞

三、习题及答案

A1 型题

1. 下列关于疏松结缔组织的描述,**错误**的是
   A. 分布广 　　　　　　B. 细胞少、间质多 　　　　C. 无血管但神经末梢丰富
   D. 细胞无极性 　　　　E. 功能多样

2. 疏松结缔组织中能合成细胞外基质的细胞是
   A. 成纤维细胞 　　　　B. 巨噬细胞 　　　　　　　　C. 浆细胞
   D. 肥大细胞 　　　　　E. 脂肪细胞

3. 与过敏反应密切相关的是
   A. 肥大细胞 　　　　　B. 成纤维细胞 　　　　　　　C. 巨噬细胞
   D. 单核细胞 　　　　　E. 脂肪细胞

4. 巨噬细胞来源于
   A. 淋巴细胞 　　　　　B. 成纤维细胞 　　　　　　　C. 单核细胞
   D. 肥大细胞 　　　　　E. 浆细胞

5. 关于浆细胞的叙述,**错误**的是
   A. 胞核呈车轮状排列 　　　　　　　B. 近核处浅染区内有中心体及高尔基复合体
   C. 胞质呈嗜碱性 　　　　　　　　　D. 分泌免疫球蛋白
   E. 核圆形偏位

6. 纤维细胞转变为成纤维细胞表示
   A. 功能减弱 　　　　　B. 功能旺盛 　　　　　　　　C. 进入静止状态
   D. 再生能力减弱 　　　E. 分裂能力减弱

7. 关于透明软骨的描述,**错误**的是
   A. 软骨表面有软骨膜 　　B. 软骨细胞位于陷窝内 　　C. 基质中有许多胶原纤维
   D. 纤维在 HE 切片中不易分辨 　E. 构成气管软骨、关节软肋骨等

8. 耳郭软骨中主要含有
   A. 胶原纤维 　　　　　B. 胶原原纤维 　　　　　　　C. 弹性纤维
   D. 网状纤维 　　　　　E. 神经原纤维

9. 相邻骨细胞突起之间有
   A. 紧密连接 　　　　　B. 黏着小带 　　　　　　　　C. 桥粒
   D. 缝隙连接 　　　　　E. 半桥粒

10. 构成骨密质主要结构单位的是
    A. 外环骨板 　　　　　B. 内环骨板 　　　　　　　　C. 骨单位
    D. 间骨板 　　　　　　E. 穿通管

11. 类骨质是指
    A. 骨盐 　　　　　　　B. 骨细胞及基质 　　　　　　C. 成骨细胞及基质
    D. 钙化的骨基质 　　　E. 未钙化的骨基质

12. 关于血液的描述,**错误**的是
    A. 是流动于心血管内的液态结缔组织
    B. 由血浆和血细胞组成
    C. 白细胞分有粒白细胞和无粒白细胞
    D. 由血清和血细胞组成
    E. 最常用的血细胞染色方法是 Wright 或 Giemsa 染色

13. 关于中性粒细胞特点的描述,正确的是
    A. 占白细胞总数的 25%~30%
    B. 细胞核多分为 4~5 叶
    C. 胞质中含嗜天青颗粒和特殊颗粒
    D. 特殊颗粒为溶酶体
    E. 胞质的特殊颗粒含组胺、肝素和白三烯

14. 红骨髓的主要组成成分是
    A. 造血组织和血窦
    B. 疏松结缔组织
    C. 淋巴组织
    D. 脂肪组织
    E. 间充质

15. 关于红细胞的描述,**错误**的是
    A. 双凹圆盘状,无细胞核
    B. 胞质中含大量血红蛋白
    C. 细胞器主要含有线粒体
    D. 细胞膜上有血型抗原
    E. 未完全成熟的红细胞称为网织红细胞

A2 型题

1. 患者,男,33 岁,工人,发热就诊。主诉:3 天前在工厂车间操作时不慎将手指划伤。次日出现寒战高热。查体:T 39.2 ℃,伤口处红、肿、热、痛。实验室检查:白细胞总数 $14 \times 10^9/L$,中性粒细胞占 78%,可见大量杆状核或 2 叶核。该患者可能是
    A. 细菌感染
    B. 病毒感染
    C. 寄生虫感染
    D. 造血功能障碍
    E. 过敏反应

2. 患儿,男,7 岁,于一个半小时前进食辛辣鱼虾等食物后突发全身皮肤大量红斑伴瘙痒就诊。查体:T 37.5 ℃、P 76 次/min、R 18 次/min、BP 110/70mmHg;皮疹呈针尖大小,充血性斑丘疹,可见融合成片。诊断为:过敏性荨麻疹。下列参与上述发病过程的细胞是
    A. 成纤维细胞和巨噬细胞
    B. 肥大细胞和嗜碱性粒细胞
    C. 中性粒细胞和嗜酸性粒细胞
    D. 单核细胞和淋巴细胞
    E. 巨噬细胞和浆细胞

3. 患儿,男,6 岁,因发热、右眼红肿 2 天就诊,查体:T 38.6℃,P 106 次/min,右眼睑红肿,结膜充血水肿,眼眶疼痛,有少许分泌物,眼球运动疼痛、视力下降。血液分析显示:白细胞总数 $15.3 \times 10^9/L$,中性粒细胞占比 74%。初步诊断为:右眼眶蜂窝织炎。

(1) 该病例的"蜂窝组织"主要指的是
    A. 软骨组织
    B. 疏松结缔组织
    C. 眼眶部骨组织
    D. 网状组织
    E. 致密结缔组织

(2) 该患者增高的中性粒细胞中可能出现
    A. 大量的杆状核或 2 叶核
    B. 大量的 4~5 叶核
    C. 细胞核形态与正常状态没有明显变化
    D. 胞质染色由中性变为嗜酸性增强
    E. 无明显变化

4. 患者,38 岁,因慢性肾功能不全行同种异体肾移植手术,术后采用免疫抑制剂、抗感染等治疗,每日检查肾功能,切口常规换药,但伤口愈合缓慢,期间因伤口反复感染再次采取手术清创缝合,严格伤口护理,伤口渐见新鲜肉芽组织,一个月后,伤口愈合出院。肉芽组织是由新生毛细血管和成纤维细胞构成,肉眼鲜红色,形似鲜嫩的肉芽。其中成纤维细胞的主要作用是
    A. 吞噬防御
    B. 使组织具有韧性
    C. 合成基质和纤维
    D. 产生免疫应答
    E. 吸收局部坏死组织

5. 患者,男,25 岁,足球运动爱好者,10 天前在踢足球时遭队友撞击,右侧膝关节出现交锁、弹响,疼痛加重 3 天入院,行膝关节磁共振(MRI)检查,右侧膝关节符合膝关节盘状半月板合并有半月板Ⅲ度损伤的临床诊断标准。构成半月板的结构主要是
    A. 透明软骨
    B. 弹性软骨
    C. 纤维软骨
    D. 骨组织
    E. 致密结缔组织

6. 患儿,男,5 岁。患儿不慎跌倒,右前臂撑地撞击硬物,前臂下段疼痛、肿胀、活动受限,X 线尺桡骨正侧位可见正位片右臂桡骨远端外侧缘骨皮质断裂,侧位片可见桡骨远端背侧骨皮质皱褶,骨折线尚不明显,诊断为右臂桡骨青枝骨折。引起儿童青枝骨折的主要组织学原因是

    A. 骨质中有机成分与无机成分比约 3 : 7,弹性和硬度均较大

    B. 骨质中有机成分与无机成分比小于 3 : 7,弹性和硬度均较小

    C. 骨质中有机成分与无机成分比例约 1 : 1,弹性大易变形

    D. 骨质中有机成分与无机成分比例约 7 : 3,弹性大硬度小

    E. 骨质中有机成分与无机成分比例约 2 : 8,弹性和硬度均较大

答案

A1 型题

1. C   2. A   3. A   4. C   5. A   6. B   7. C   8. C   9. D   10. C

11. E   12. D   13. C   14. C   15. C

A2 型题

1. A   2. B   3. (1) B (2) A   4. C   5. C   6. C

解析

A2 型题

1. A。患者手指划伤后出现高热,患处红肿热痛,血常规检查中可见白细胞总数和中性粒细胞含量均高于正常值,且出现核左移现象,结合中性粒细胞具有较强的吞噬防御功能,说明患者出现较为严重的细菌感染。

2. B。病例中患儿的"过敏性荨麻疹"由于辛辣鱼虾等食物中的过敏原刺激机体产生特异抗体 IgE,随之附着在肥大细胞或嗜碱性粒细胞上,当再吃这种食物时,IgE 抗体和食物中的过敏原相结合,促使肥大细胞和嗜碱性粒细胞释放组胺和白三烯,作用于皮肤毛细血管,使之扩张、通透性增加,组织液渗出,皮肤组织水肿,产生荨麻疹。

3. (2) A。蜂窝织炎是指皮下结缔组织急性炎症,眼眶蜂窝织炎可由外伤、蚊虫叮咬、副鼻窦炎或菌血症等引起感染所致,伴发热、头痛、乏力、嗜睡或烦躁等全身症状;白细胞总数和中性粒细胞含量均高于正常值,且出现核左移现象。

(周瑞祥 谢群)

第三节　肌　组　织

一、实验指导

(一) 实验方法

观察肌组织注重肌纤维纵切面和横切面的光镜结构特点:①肌纤维形态,细胞核的形态、数量与位置,肌纤维胞质中肌原纤维的形态及染色,横纹的结构特点等;②注意骨骼肌与心肌的结构特点区别。

(二) 实验内容

观察骨骼肌、心肌和平滑肌的光镜结构。

1. 骨骼肌

【标本来源】人骨骼肌,HE 染色。

【肉眼】长圆形的纵断面,圆形为横断面。

【镜下】低倍镜下纵切面可见长条状肌纤维,横切面上呈圆形或多边形,胞质嗜酸性。高倍镜下纵切面

上可见肌纤维两侧有肌膜,紧贴肌膜下方可见多个椭圆形细胞核。肌质分布着纵行排列嗜酸性染色的肌原纤维,可见明暗相间的周期性横纹。横切面上,肌质内可见点状嗜酸性染色的肌原纤维横切面,细胞核位于肌纤维的周边。

2. 心肌

【标本来源】人心肌,HE 染色。

【镜下】低倍镜下,可见长条形的纵切面、圆形或不规则的横切面和介于两者之间的斜切面。高倍镜可见纵切面上心肌纤维呈短柱状,有分支连接成网;胞质嗜酸性,细胞核 1~2 个,位于中央。心肌纤维有横纹,不如骨骼肌明显。相邻肌纤维间可见深红色的横行粗线,为闰盘。横切面上,呈圆形或不规则形状,有的可见位于中央的圆形细胞核,肌质内可见点状嗜酸性染色的肌原纤维横切面。

3. 平滑肌

【标本来源】小肠,HE 染色。

【镜下】纵切面可见肌纤维呈长梭形,胞质嗜酸性,染成红色,无横纹。细胞核呈椭圆形或杆状,位于细胞中央。横切面上,平滑肌呈大小不等圆形,染成红色,较大断面中央可见圆形细胞核。

二、学习指导

(一) 学习目标

掌握　骨骼肌的光镜与电镜结构;肌原纤维、肌节的概念;心肌的光镜结构;闰盘的结构与功能。

熟悉　平滑肌的结构。

了解　肌丝的分子构成;骨骼肌的收缩原理。

(二) 学习要点

1. 骨骼肌的结构特点

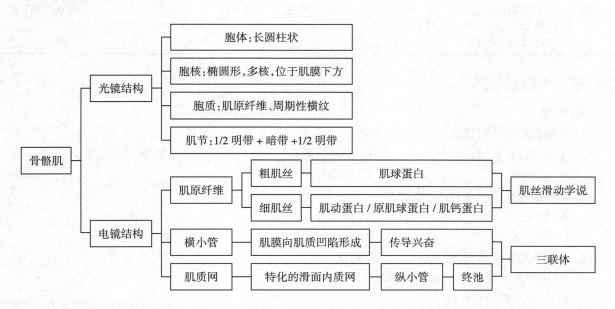

2. 骨骼肌肌丝的分子结构

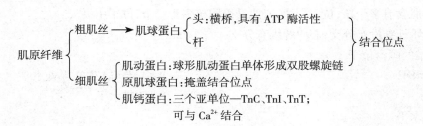

3. 骨骼肌纤维的收缩原理——肌丝滑动学说

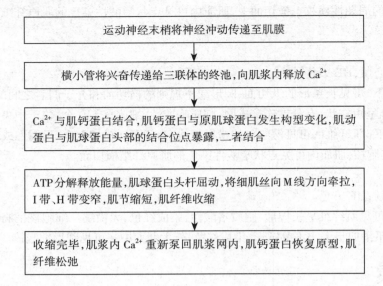

4. 骨骼肌与心肌形态结构的区别（表 2-8）

表 2-8　骨骼肌与心肌形态结构比较

结构	一般结构	闰盘	肌原纤维	横纹	横小管	纵小管、终池
骨骼肌	长圆柱状，多核、核位于肌膜下	无	有，明显	规则，明显，分为明带、暗带	细，A 带 与 I 带交界处	发达，三联体
心肌	短圆柱有分支，富含肌质，多为单核、核居中	有，横向：桥粒、中间连接 纵向：缝隙连接	有，不明显	有，不明显	粗，Z 线水平	不发达，二联体

三、习题及答案

A1 型题

1. 骨骼肌纤维的肌膜向肌质内凹陷形成
   A. 肌质网　　　　　　　　　B. 滑面内质网　　　　　　　C. 终池
   D. 纵小管　　　　　　　　　E. 横小管

2. 骨骼肌纤维中贮存 Ca^{2+} 的结构是
   A. 肌质　　　　　　　　　　B. 横小管　　　　　　　　　C. 肌质网
   D. 线粒体　　　　　　　　　E. 肌红蛋白

3. 光镜下心肌纤维与骨骼肌纤维区别，**错误**的是
   A. 两种肌纤维的大小和粗细不同
   B. 心肌纤维没有横纹
   C. 骨骼肌纤维没有闰盘
   D. 骨骼肌含有多个核，位于周边，心肌纤维胞核多为一个，位于中央
   E. 骨骼肌纤维没有分支，心肌纤维有分支

4. 心肌纤维的闰盘位于
   A. Z 线水平　　　　　　　　　　　　　　B. A 带与 I 带交界处水平
   C. I 带水平　　　　　　　　　　　　　　D. H 带水平
   E. M 线水平

5. 平滑肌的结构**不包括**

    A. 密斑   B. 肌原纤维   C. 粗肌丝

    D. 细肌丝   E. 密体

6. 心肌闰盘处有

    A. 黏着小带、桥粒和紧密连接   B. 黏着小带、桥粒和缝隙连接

    C. 紧密连接、桥粒和缝隙连接   D. 桥粒、半桥粒和缝隙连接

    E. 桥粒、半桥粒和紧密连接

7. 肌节的组成是

    A. I 带 +A 带   B. 1/2 I 带 +A 带 +1/2 I 带

    C. A 带 +I 带   D. 1/2 A 带 +1/2 I 带

    E. 1/2 A 带 +I 带 +1/2 A 带

8. 骨骼肌纤维收缩时

    A. 暗带和 H 带缩短   B. 明带和 H 带缩短   C. 明带和暗带均缩短

    D. 仅暗带缩短   E. 仅 H 带缩短

9. 骨骼肌纤维内的终池是指

    A. 横小管的膨大部   B. 细胞核附近的高尔基复合体

    C. 相邻横小管之间的肌质网   D. 横小管两侧的纵小管膨大汇合部

    E. 肌质网小管之间的间隙

10. 骨骼肌纤维形成横纹的原因是

    A. 多个细胞核横向规律排列

    B. 肌浆内线粒体横向规律排列

    C. 质膜内褶形成的横小管规律排列

    D. 相邻肌原纤维的明带和明带、暗带和暗带对应,排列在同一水平

    E. 明带和暗带内肌红蛋白含量不同

A2 型题

患者,男,32 岁,快递员,感冒 1 周未愈,仍然接发大量包裹,胸闷、心悸、乏力加重 1 天,期间多次晕厥。心电图检查可发现心律失常,柯萨奇病毒特异性抗体阳性,心肌酶谱等指标升高,诊断为感冒诱发的病毒性心肌炎,该患者心肌纤维的病理组织切片可能出现的改变是

    A. 心肌纤维排列紊乱

    B. 心肌纤维之间间质内水肿、增生

    C. 心肌纤维之间大量淋巴细胞浸润

    D. 心肌纤维溶解、坏死

    E. 以上均可能出现

答案

A1 型题

1. E   2. C   3. B   4. A   5. B   6. B   7. B   8. B   9. D   10. D

A2 型题

E

（谢　群）

第四节　神　经　组　织

一、实验指导

(一)实验方法

观察神经元的结构应结合理解脊髓灰质与白质的结构区别,理解神经元与神经胶质细胞的分布与联系;观察有髓神经纤维要理解纵切面与横切面的结构特点。

(二)实验内容

观察神经元、有髓神经纤维、触觉小体、环层小体的结构。

1. 神经元

【标本来源】脊髓(横断),HE 染色。

【肉眼】卵圆形为脊髓横断面,中央部分可见 H 形染色较深区域为脊髓灰质,中间可见一小管,为脊髓中央管。灰质较粗圆的部分为前角,较窄小的部分为后角。灰质周围淡染部分为白质。

【镜下】低倍镜下观察灰质前角部分,可见许多体积较大、深染的多角形细胞,即为多极神经元。高倍镜下神经元细胞呈多角形,胞质充满紫蓝色的颗粒状或斑块状结构,即为尼氏体。细胞核大圆,位于细胞中央,核内染色质浅,核仁明显。一些神经元细胞可切到突起,其中有尼氏体分布的为树突,而若突起起始部位呈现圆锥形浅染区域(轴丘)的则为轴突。神经元胞体周围散在的许多小圆形的细胞,为神经胶质细胞的细胞核。

2. 有髓神经纤维

【标本来源】坐骨神经,HE 染色。

【肉眼】标本中长条形为坐骨神经的纵切面,圆形部分为横切面。

【镜下】纵切面上,神经纤维呈长条状排列,中央一条纵行的呈深蓝色细线是轴突,轴突周围网状泡沫状结构是髓鞘,髓鞘外面粉红色的为神经膜。神经纤维上相隔一段距离中有一缩窄状结构是郎飞结。横切面呈圆形,中央蓝色的点状结构是轴突的横切面,周围是髓鞘,呈浅染网状结构特点。

3. 触觉小体与环层小体

【标本来源】指皮,HE 染色。

【肉眼】染成深粉红色的为表皮,浅粉色为真皮及皮下组织。

【镜下】指皮浅层为角化的复层扁平上皮,下方为结缔组织构成的真皮,二者交界处呈波浪状嵌合,结缔组织向表皮突出形成真皮乳头,乳头内可见椭圆形结构,即为触觉小体,小体内可见扁平状横行排列的触觉细胞。在真皮深部或与皮下组织交界处,可见圆形或椭圆形的环层结构,染成粉红色,即为环层小体,小体中央为无结构的圆柱体,外面由扁平细胞呈同心圆排列包绕形成被囊,最外面环绕着薄层结缔组织。

4. 运动终板

【标本来源】骨骼肌,氯化金染色。

【镜下】骨骼肌呈紫红色,神经纤维呈黑色,神经纤维走行末端分支,膨大成爪状结构形成纽扣状,附着在骨骼肌纤维上,形成运动终板。

二、学习指导

(一)学习目标

掌握　神经组织的组成;神经元的结构与功能;突触的定义、分类、化学突触的结构与功能;神经纤维的概念、分类及结构。

熟悉　神经元的分类;神经胶质细胞的分类与功能;神经末梢的分类与功能。

了解 电突触的结构;化学突触神经冲动的传递过程;神经末梢的结构;血脑屏障的结构与功能。

(二) 学习要点

1. 神经元的结构与分类

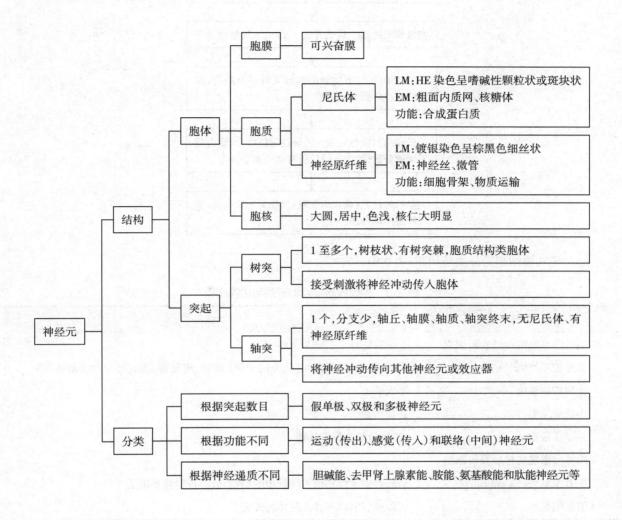

2. 化学突触的结构特点

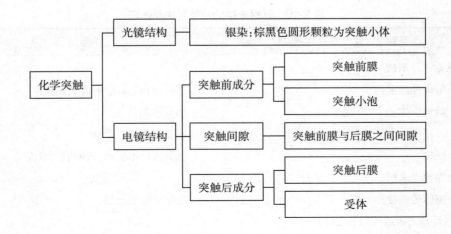

3. 化学突触神经冲动的传递过程

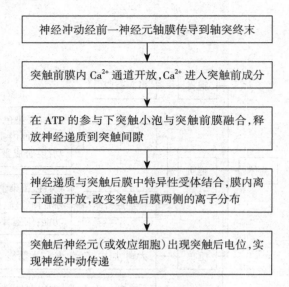

神经冲动经前一神经元轴膜传导到轴突终末

↓

突触前膜内 Ca^{2+} 通道开放，Ca^{2+} 进入突触前成分

↓

在 ATP 的参与下突触小泡与突触前膜融合，释放神经递质到突触间隙

↓

神经递质与突触后膜中特异性受体结合，膜内离子通道开放，改变突触后膜两侧的离子分布

↓

突触后神经元(或效应细胞)出现突触后电位，实现神经冲动传递

4. 神经胶质细胞的分类与功能(表 2-9)

表 2-9　神经胶质细胞的分类与功能比较

类别	功能
中枢神经系统的神经胶质细胞	
星形胶质细胞	支持、绝缘、分泌(神经营养因子等)、增生、修复等功能，参与构成血脑屏障
少突胶质细胞	形成髓鞘
小胶质细胞	吞噬功能
室管膜细胞	支持、分泌和保护功能
周围神经系统的神经胶质细胞	
施万细胞(Schwann cell)	形成周围神经系统神经纤维的髓鞘、分泌神经营养因子
卫星细胞	包裹神经节内神经元胞体的细胞

5. 神经末梢的分类与功能(表 2-10)

表 2-10　神经末梢的分类与功能比较

类别	功能
感觉神经末梢	
游离神经末梢	感受冷、热、轻触和疼痛刺激
触觉小体	感受触觉
环层小体	感受压觉和振动觉
肌梭	感受肌纤维的牵引、伸展和收缩
运动神经末梢	
躯体运动神经末梢	支配骨骼肌收缩
(运动终板或神经肌连接)	
内脏运动神经末梢	控制或调节肌细胞收缩、腺体分泌

三、习题及答案

A1 型题

1. 触觉小体分布于
   A. 皮下组织　　　　　　　B. 上皮组织　　　　　　　C. 肌组织
   D. 真皮乳头　　　　　　　E. 毛乳头

2. 神经元尼氏体分布在
   A. 细胞体内　　　　　　　B. 轴突内　　　　　　　　C. 树突内
   D. 细胞体和树突内　　　　E. 树突和轴突内

3. 下列关于神经原纤维的描述，**错误**的是
   A. 电镜下的结构为神经丝和微管　　　　B. 参与构成细胞骨架
   C. 能够运输物质　　　　　　　　　　　D. 分布于胞体，但不分布于轴突
   E. 胞体、轴突和树突内均有分布

4. 突触前膜是
   A. 轴突末端细胞膜　　　　　　　　　　B. 释放神经递质侧的细胞膜
   C. 树突末端细胞膜　　　　　　　　　　D. 有受体一侧的细胞膜
   E. 胞体的细胞膜

5. 关于神经胶质的描述，**错误**的是
   A. 广泛分布于中枢神经和周围神经系统　　B. 细胞和突起内无尼氏体
   C. 对神经元起支持营养保护和绝缘等作用　　D. 有分裂和增殖能力
   E. 释放特定的神经递质

6. 电镜下的尼氏体组成结构是
   A. 滑面内质网和溶酶体　　　　　　　　B. 线粒体和粗面内质网
   C. 粗面内质网和游离核糖体　　　　　　D. 高尔基复合体和粗面内质网
   E. 游离核糖体和滑面内质网

7. 关于髓鞘的描述，**错误**的是
   A. 中枢神经纤维的髓鞘由少突胶质细胞形成
   B. 周围神经纤维的髓鞘由施万细胞形成
   C. 一个施万细胞只形成髓鞘的一个结间体
   D. 一个少突胶质细胞可在多个轴突上形成髓鞘
   E. 髓鞘是包裹轴突的一层糖蛋白

8. 游离神经末梢感受
   A. 压力觉　　　　　　　　B. 振动觉　　　　　　　　C. 肌张力变化
   D. 冷、热、轻触、疼痛　　　E. 触觉

9. 化学突触的突触前成分内，含神经递质的结构是
   A. 突触小泡　　　　　　　B. 微丝　　　　　　　　　C. 微管
   D. 线粒体　　　　　　　　E. 滑面内质网

10. 化学突触中神经递质的相应受体存在于
    A. 突触前膜上　　　　　　B. 突触后膜上　　　　　　C. 突触间隙内
    D. 突触后成分的胞浆内　　E. 突触前成分的胞浆内

11. 参与形成周围神经系统有髓神经纤维髓鞘的细胞是
    A. 星形胶质细胞　　　　　B. 小胶质细胞　　　　　　C. 少突胶质细胞
    D. 施万细胞　　　　　　　E. 卫星细胞

12. 属于单核吞噬细胞系统的细胞是

    A. 少突胶质细胞   B. 星形胶质细胞   C. 小胶质细胞

    D. 施万细胞   E. 卫星细胞

13. 参与形成中枢神经系统有髓神经纤维髓鞘的细胞是

    A. 星形胶质细胞   B. 小胶质细胞   C. 少突胶质细胞

    D. 施万细胞   E. 卫星细胞

A2 型题

1. 患者,女,27 岁,主诉为近半个月以来出现一侧或双侧上睑下垂及复视症状,近两三天上下肢感无力,未诉有明显诱因。查体与诊断:受累肌肉疲劳试验(+)、新斯的明试验(+),单纤维肌电图等检查提示为"重症肌无力"。重症肌无力是一种由自身抗体介导的、细胞免疫依赖性的自身免疫性疾病,其功能异常的组织学结构基础是

    A. 肌梭   B. 环层小体   C. 肌节

    D. 运动终板   E. 横小管

2. 患儿,女,5 岁,入院时家长述患儿晨起自述头痛,T 39℃,嗜睡,于中午开始呕吐,颈部发硬。查体:T 39.4℃,面色苍白,神志不清,时有惊厥,两侧瞳孔不等大,光反射迟钝,呼吸不均。脑膜刺激征明显,偶有抽搐,病理征阳性。抽取脑脊液呈微浊状,白细胞总数增多,中性粒细胞略增高。乙脑特异性抗体 IgM(+),脑组织病毒分离阳性。诊断为普通型流行性乙型脑炎。流行性乙型脑炎系由于乙型脑炎病毒经血液循环突破的结构是

    A. 血脑屏障   B. 神经肌连接   C. 脑蛛网膜

    D. 软脑膜   E. 蛛网膜颗粒

答案

A1 型题

1. D   2. D   3. D   4. B   5. E   6. C   7. E   8. D   9. A   10. B

11. D   12. C   13. C

A2 型题

1. D   2. A

解析

A2 型题

1. D。重症肌无力是一种神经肌肉接头处即运动终板或神经肌连接处针对乙酰胆碱受体的自身免疫性疾病,是乙酰胆碱能运动神经元与骨骼肌之间突触功能障碍性疾病。患者体内存在针对骨骼肌中的乙酰胆碱受体的抗体,这些抗体通过减少受体的数量或阻碍乙酰胆碱与受体的结合而影响突触传递。主要症状是局部或全身横纹肌易于疲劳无力。

2. A。血脑屏障是由连续型毛细血管的内皮细胞、基膜和神经胶质膜所构成的存在于脑脊髓内血液与神经组织之间的屏障结构。阻止血液中某些物质入脑,选择性允许营养和代谢产物通过,维持神经组织内环境相对稳定。引起流行性乙型脑炎的乙型脑炎病毒侵入人体后,侵入血液,引起短暂病毒血症,当人体防御功能低弱时,病毒可以穿透血脑屏障侵入中枢神经系统而发病。

                                         (谢　群)

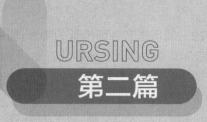

第二篇

大体解剖学

第三章 运 动 系 统

第一节 骨 学

一、实验指导

(一) 实验方法

观察骨骼标本之前,应首先确定骨的解剖学位置,请对照教材插图、描述及活体,参照标准解剖学姿势,将其准确地放在解剖学方位上,分清其上、下、前、后等方向。若无法确定单个骨的解剖学方位,请以完整骨架作为参照。颅骨某些部位骨质薄而易碎,动作要轻巧。观察分离颅骨时,须对比完整颅进行观察,有助于更好地了解分离颅骨及其重要结构在整体颅上的具体位置。在实验时,一定要将实物标本与图片、人体结合,以帮助确认各块骨的解剖位置和寻找一些重要结构。请先准确认识骨的结构之后,再对重要骨性标志进行活体触摸。注意对比上肢骨和下肢骨的不同和相似之处。

(二) 实验内容

观察骨的形态分类、骨的构造、煅烧骨和脱钙骨。观察骨骼标本,了解骨骼分部及各部的组成、骨的数量。观察椎骨的一般形态和各部椎骨的特征、胸骨的基本形态结构和分部、胸骨角的位置和特征。观察肋的组成和种类、肋骨的一般形态、结构。观察骶骨、尾骨的位置及形态。观察第 7 颈椎棘突、胸骨角、剑突、骶岬、骶角等重要的骨性标志。观察脑颅诸骨、面颅诸骨的位置及形态特征。观察颅前面观的眶、骨性鼻腔的位置、形态和鼻腔外侧壁的重要结构。观察鼻旁窦的位置和开口。观察颅的侧面观,识别翼点。观察颅底内、外面观的形态结构。观察新生儿颅的特征及生后的变化。观察下颌角、颧弓、乳突、枕外隆突等重要骨性标志。观察肩胛骨、锁骨、肱骨、桡骨和尺骨的位置,形态及主要结构。观察手骨的分部和各骨的形态、结构。观察腕骨的排列顺序。观察肩峰、喙突、肩胛下角、肱骨内外上髁、尺骨鹰嘴、桡骨头、桡骨茎突和尺骨茎突等重要的骨性标志。观察髋骨的位置、形态、组成及主要结构。观察股骨的位置、形态及主要结构。观察胫、腓骨的位置、形态及主要结构。观察足骨的分部、形态、结构和位置。观察跗骨的排列。观察髂嵴、髂嵴结节、髂前上棘、髂后上棘、耻骨结节、坐骨结节、股骨大转子、股骨内外上髁、收肌结节、腓骨头、胫骨粗隆、内踝、外踝、跟骨结节和第 5 跖骨粗隆等重要的骨性标志。

二、学习指导

(一) 学习目标

掌握 骨的分类、构造和功能；躯干骨的组成；椎骨的一般形态和各部椎骨的特征；肋的组成和肋骨的一般形态结构；胸骨的形态、分部和胸骨角的临床意义；脑颅骨和面颅骨的名称及位置；上肢骨、下肢骨的组成、排列、共性特征及重要的体表标志。

熟悉 翼点的概念；眶和骨性鼻腔的组成和交通，鼻旁窦的名称、位置。

了解 骨的化学成分和物理性质，颅底内面主要孔裂的名称、位置及其交通，新生儿颅的特征及生后变化。

(二) 学习要点

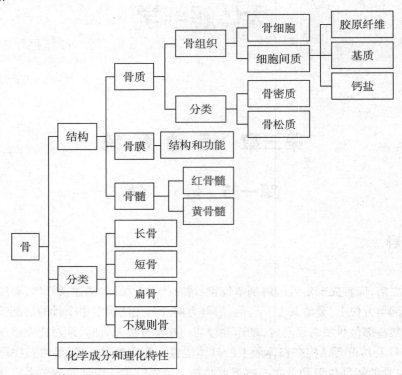

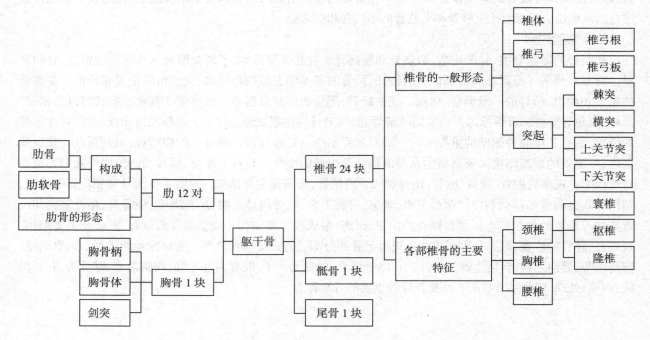

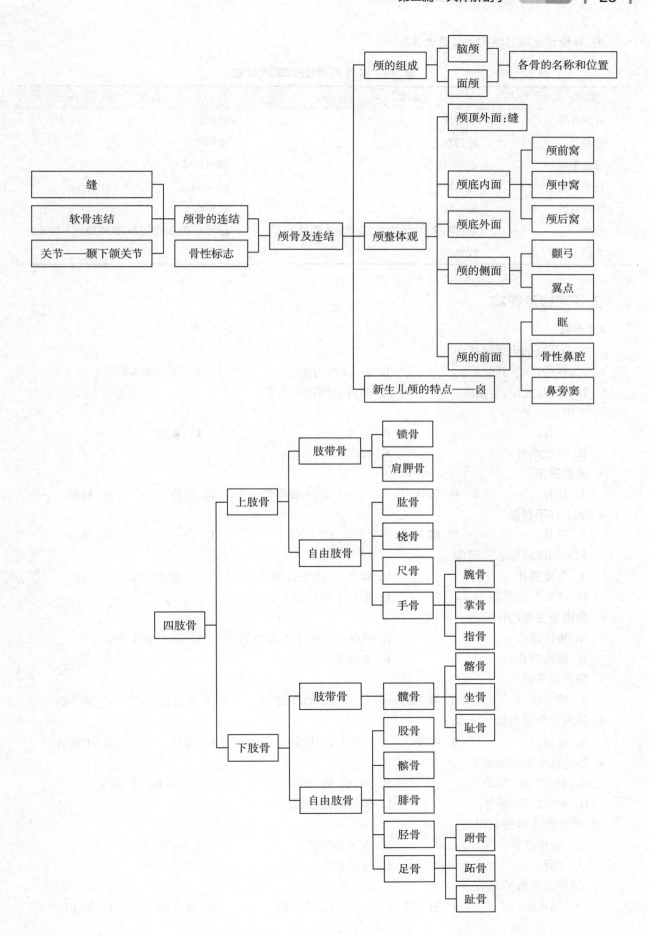

男、女性骨盆形态结构比较见表 3-1。

表 3-1　男、女性骨盆形态结构比较

结构	男性	女性
骨盆外形	窄而长	宽而短
髂骨翼	较垂直	较平展
骨盆上口	心形、较小	椭圆形、较大
耻骨下角	70°~75°	90°~100°
小骨盆腔	漏斗状	圆桶状
骶骨	较长而窄、曲度较大,骶岬突出明显	较短而宽,曲度较小,骶岬突出不明显
骨盆下口	较窄	较宽

三、习题及答案

A1 型题

1. 运动系统的组成包括
   A. 软骨连结与肌　　　　　　　B. 骨、关节与肌　　　　　　C. 骨连结与肌
   D. 骨、骨连结、骨骼肌　　　　E. 软骨、骨骼肌、关节

2. 手的掌骨属于
   A. 长骨　　　　　　　　　　　B. 短骨　　　　　　　　　　C. 扁骨
   D. 不规则骨　　　　　　　　　E. 籽骨

3. 椎骨属于
   A. 长骨　　　B. 短骨　　　C. 不规则骨　　　D. 扁骨　　　E. 籽骨

4. 躯干骨**不包括**
   A. 椎骨　　　B. 胸骨　　　C. 尾骨　　　D. 肋　　　E. 锁骨

5. 识别颈椎的标志结构是
   A. 有横突孔　　　　　　　　　B. 棘突长,水平后伸　　　　C. 椎体较粗
   D. 横突有关节面　　　　　　　E. 椎体上有肋凹

6. 胸椎最主要的特征是
   A. 椎体较小　　　　　　　　　B. 椎体与横突上有关节面　　C. 有上下关节突
   D. 棘突较长　　　　　　　　　E. 有齿突

7. 胸骨角平对
   A. 第 1 肋　　　B. 第 2 肋　　　C. 第 3 肋　　　D. 第 4 肋　　　E. 第 5 肋

8. 脑颅骨中**不包括**
   A. 蝶骨　　　B. 筛骨　　　C. 枕骨　　　D. 额骨　　　E. 上颌骨

9. 参与翼点形成的骨是
   A. 额、枕、蝶、颞骨　　　　　B. 顶、枕、蝶、颞骨　　　　C. 顶、额、蝶、颞骨
   D. 额、枕、顶、颞骨　　　　　E. 额、筛、顶、颞骨

10. 属于颅中窝的结构是
    A. 视神经管　　　　　　　　　B. 舌下神经管　　　　　　　C. 内耳门
    D. 筛孔　　　　　　　　　　　E. 枕骨大孔

11. 肩胛骨下角平对
    A. 第 6 肋　　　B. 第 7 肋　　　C. 第 8 肋　　　D. 第 9 肋　　　E. 第 10 肋

12. 面颅骨中**不包括**
    A. 额骨　　　　　B. 颧骨　　　　　C. 鼻骨　　　　　D. 下颌骨　　　　　E. 犁骨

13. 属于颅后窝的结构有
    A. 卵圆孔　　　　　　　　　B. 圆孔　　　　　　　　　C. 棘孔
    D. 视神经管内口　　　　　　E. 枕骨大孔

14. 肩胛骨的结构中,**不能**在体表摸到的是
    A. 肩胛下窝　　　　B. 肩峰　　　　　C. 肩胛冈　　　　　D. 肩胛下角　　　　E. 内侧缘

15. **不属于**颅侧面的结构是
    A. 外耳门　　　　　B. 颧弓　　　　　C. 颈静脉孔　　　　D. 翼点　　　　　E. 颞窝

16. 肱骨易发生骨折的部位是
    A. 外科颈　　　　　　　　　B. 三角肌粗隆　　　　　　　C. 肱骨大结节
    D. 桡神经沟　　　　　　　　E. 尺神经沟

17. 肱骨的结构中,可在体表摸到的是
    A. 外科颈　　　　　　　　　B. 三角肌粗隆　　　　　　　C. 肱骨内上髁
    D. 桡神经沟　　　　　　　　E. 肱骨头

18. 股骨结构中,可在体表摸到的是
    A. 股骨头　　　　　　　　　B. 股骨颈　　　　　　　　　C. 大转子
    D. 小转子　　　　　　　　　E. 转子间线

19. 髋骨结构中,可在体表摸到的是
    A. 髂嵴　　　　　B. 髂臼　　　　　C. 髂窝　　　　　D. 弓状线　　　　　E. 闭孔

20. 围成椎间孔的是
    A. 椎弓根和椎弓板　　　　　B. 上、下相邻的椎弓根　　　　C. 椎体与椎弓
    D. 椎体与椎弓根　　　　　　E. 相邻椎弓

21. 对胸椎的描述,正确的是
    A. 横突上有横突孔　　　　　B. 椎体侧方有肋凹　　　　　C. 棘突水平向后伸
    D. 棘突分叉　　　　　　　　E. 椎体粗大

22. 计数肋骨的重要标志是
    A. 锁骨　　　　　　　　　　B. 颈静脉切迹　　　　　　　C. 剑突
    D. 胸骨角　　　　　　　　　E. 隆椎

23. 肱骨体后面中份斜行的沟是
    A. 桡神经沟　　　　　　　　B. 尺神经沟　　　　　　　　C. 结节间沟
    D. 正中神经沟　　　　　　　E. 腋神经沟

24. 有桡切迹的骨是
    A. 肩胛骨　　　　B. 肱骨　　　　　C. 尺骨　　　　　D. 桡骨　　　　　E. 锁骨

25. 对胫骨下端描述,正确的是
    A. 外侧面有关节面　　　　　B. 内侧面有关节面　　　　　C. 向内下突起为内踝
    D. 前面有胫骨粗隆　　　　　E. 膨大形成内、外侧髁

26. 髋骨前下部分的骨是
    A. 坐骨　　　　　B. 髂骨　　　　　C. 耻骨　　　　　D. 骶骨　　　　　E. 尾骨

27. 属于足骨的是
    A. 三角骨　　　　B. 月骨　　　　　C. 距骨　　　　　D. 大多角骨　　　　E. 小多角骨

28. 属于颅前窝的结构有
    A. 筛骨筛板　　　　B. 垂体窝　　　　C. 内耳门　　　　D. 颈静脉孔　　　　E. 外耳门

29. **不属于**颅中窝结构的是

    A. 垂体窝   B. 圆孔   C. 卵圆孔   D. 棘孔   E. 内耳门

30. 脑膜中动脉通过颅底的

    A. 棘孔   B. 圆孔   C. 卵圆孔   D. 茎乳孔   E. 枕骨大孔

A2 型题

1. 患儿,男,4岁,1小时前摔倒后右肩部疼痛。查体:头向右侧偏斜,右肩下沉,右侧上肢活动障碍,杜加斯征(Dugas sign)未见。最可能的诊断是

    A. 股骨骨折   B. 锁骨骨折   C. 桡骨骨折

    D. 尺骨体骨折   E. 桡骨头半脱位

2. 患者,女,50岁,遭遇车祸,全身多处骨折。太阳穴部位有撞击痕迹,患者陷入昏迷,有可能伤及

    A. 顶骨   B. 额骨   C. 颞骨   D. 翼点   E. 颧弓

3. 肛门、会阴部手术时,患者取左侧卧位,弯腰低头曲背,两手抱膝。医生采用骶管麻醉技术,将麻醉药物注入骶管。骶管麻醉的体表标志是

    A. 骶岬   B. 骶粗隆   C. 骶角   D. 尾骨尖   E. 骶后孔

4. 患者,女,43岁,某日从梯子上摔下来,左脚踝局部肿胀、疼痛、青紫;X线诊断为单纯内踝撕脱骨折。内踝位于

    A. 胫骨下端内下的突起   B. 胫骨下端外下的突起   C. 腓骨下端内下的突起

    D. 腓骨下端外下的突起   E. 腓骨上端的膨大

5. 患者,男,65岁,跌倒并手、肘着地后,右肩局部肿胀、疼痛、压痛,肩关节活动功能障碍,上臂上段瘀斑,X线可见肱骨解剖颈下2~3cm处的骨折,提示是

    A. 肱骨大结节骨折   B. 肱骨小结节骨折   C. 肱骨解剖颈骨折

    D. 肱骨外科颈骨折   E. 肱骨头骨折

答案

A1 型题

1. D	2. A	3. C	4. E	5. A	6. B	7. B	8. E	9. C	10. A
11. B	12. A	13. E	14. A	15. C	16. A	17. C	18. C	19. C	20. B
21. B	22. D	23. A	24. C	25. E	26. C	27. C	28. A	29. E	30. A

A2 型题

1. B	2. D	3. C	4. A	5. D

(张少杰)

第二节 关 节 学

一、实验指导

(一) 实验方法

关节学实验时,要在每一个关节标本上观察关节的位置、关节的构成、关节的结构特点、跨过关节的肌。可推论关节的运动,同时在自己身上运动相应关节,进一步体会其运动方式。

(二) 实验内容

观察骨连结的方式及滑膜关节的结构。观察脊柱、胸廓、骨盆的位置和组成。观察椎间盘的性状、形态、构造,查看前、后纵韧带的位置,棘上韧带、棘间韧带、黄韧带的附着部位及其韧带间的连结关系,查看关节突关节的位置和组成。观察胸廓各骨的位置以及各肋前、后端连结的关系。观察颞下颌关节面的形态,查

看关节盘、外侧韧带,关节囊的薄弱部位。观察肩关节面的形态特点,查看喙肩韧带、关节唇、肱二头肌长头腱及关节囊的薄弱部位。观察肘关节面的形态特点,查看尺侧副韧带、桡侧副韧带、桡骨环状韧带,关节囊的薄弱部位。观察髋关节面的形态特点,查看关节唇、髋臼横韧带、股骨头韧带、轮匝韧带及关节囊的薄弱部位。观察膝关节面的形态特点,查看髌韧带、腓侧副韧带、胫侧副韧带、腘斜韧带、膝交叉韧带、翼状襞、髌上囊、半月板等的位置和形态。对比男、女性骨盆的差别,查看骶髂韧带、耻骨联合的组成,辨认骶结节韧带、骶棘韧带,检查坐骨大孔、坐骨小孔的围成及界线。观察桡腕关节、距小腿关节关节面的形状、连结形式及主要韧带。查看前臂骨间、小腿骨间、手骨间和足骨间的连结形式,查看拇指腕掌关节、跗横关节的组成、连结形式。观察足弓,查看内侧、外侧纵弓和横弓的组成。

二、学习指导

(一) 学习目标

掌握　滑膜关节的基本结构及辅助结构;脊柱与胸廓的组成及其形态特征;肩关节、肘关节、腕关节、髋关节、膝关节和踝关节的构成、结构特点和运动方式;骨盆的构成、连结及大、小骨盆的分界线。

熟悉　骨连结的分类;椎骨的连结;颞下颌关节、拇指腕掌关节的构成、结构特点及运动;足弓的组成。

了解　胸廓的连结;骨盆性别差异;前臂骨间与小腿骨间的连结形式;手骨与足骨间的连结形式。

(二) 学习要点

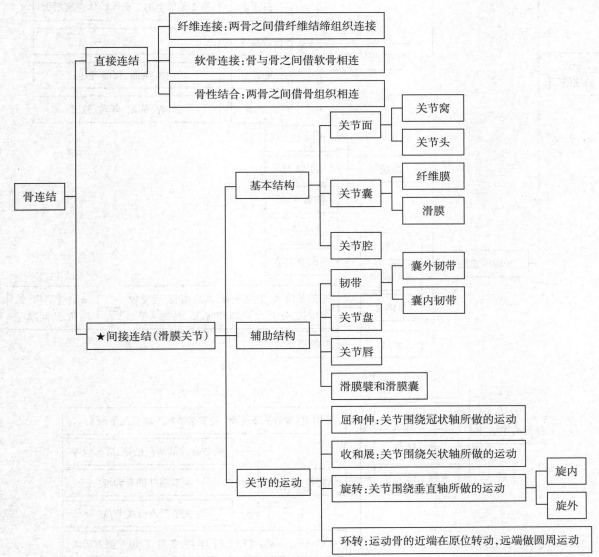

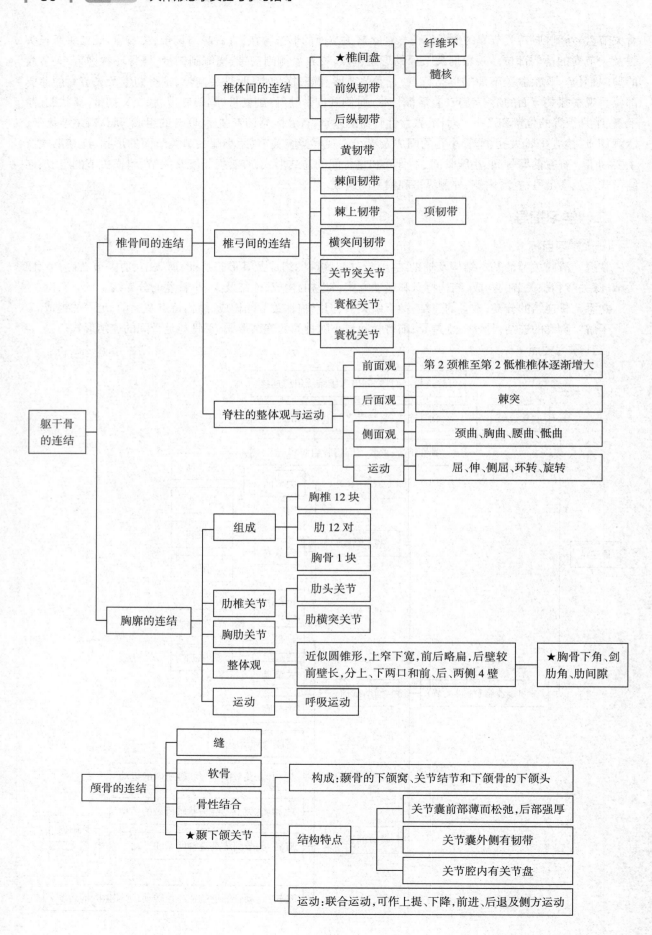

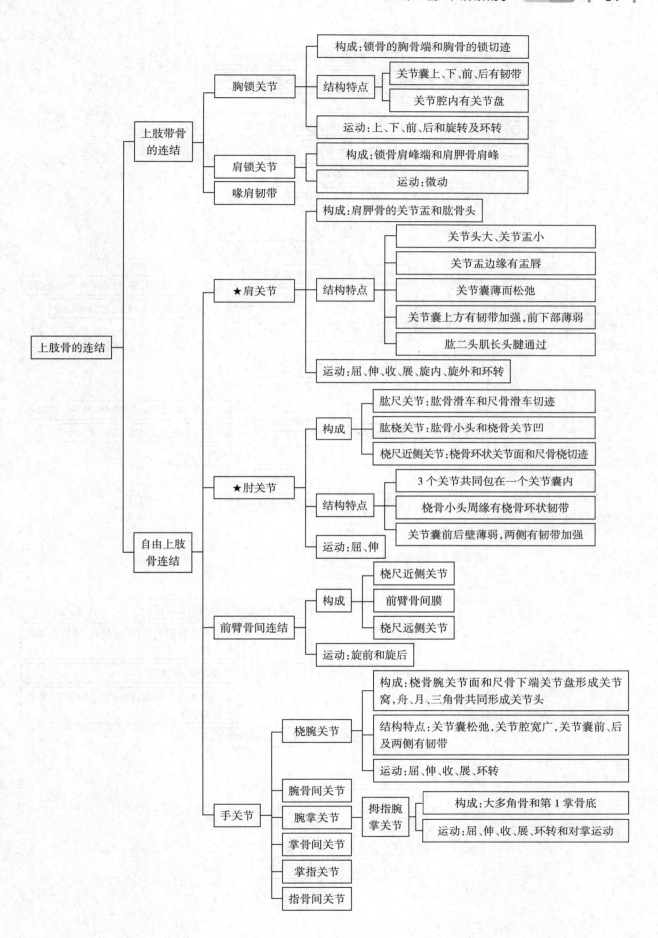

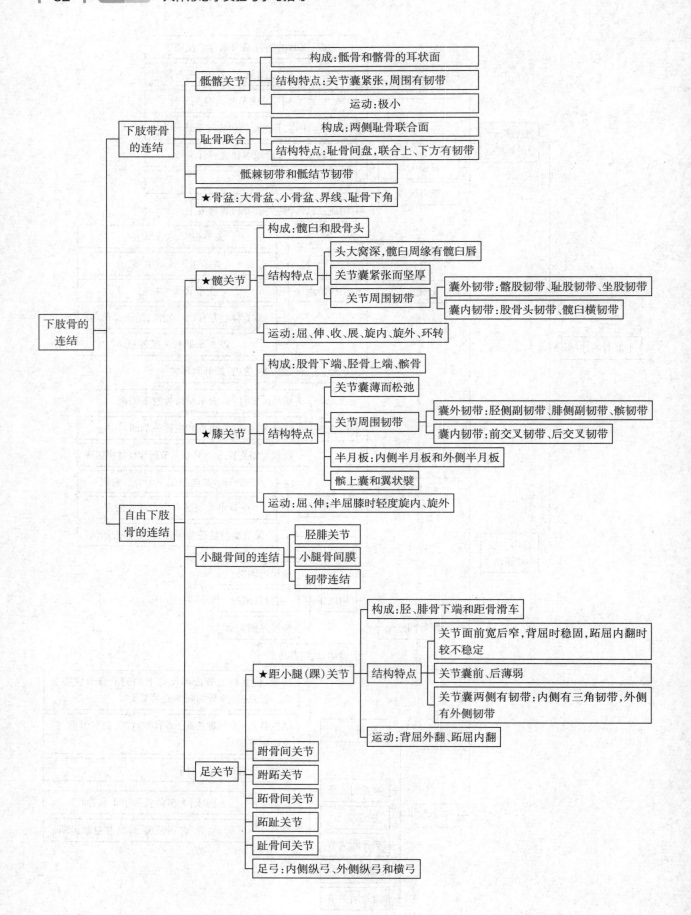

三、习题及答案

A1 型题

1. 下列关于骨连结的叙述，正确的是
   A. 骨与骨之间仅以骨组织相连，故称骨连结
   B. 软骨连结是软骨与软骨之间的连结
   C. 骨连结的方式有三种，即纤维连结、软骨连结和骨性结合
   D. 关节属于骨连结
   E. 以上都不对

2. 下列**不属于**关节基本结构的是
   A. 关节面   B. 关节囊   C. 关节腔
   D. 关节唇   E. 以上都对

3. 下列关于椎间盘的叙述，**错误**的是
   A. 是连结相邻椎体的纤维软骨盘   B. 由中央部的髓核和周围的纤维环构成
   C. 脊柱共有 23 个椎间盘   D. 颈、腰部纤维环前薄后厚
   E. 髓核容易向后外侧脱出

4. 下列结构中，**不参与**胸廓构成的是
   A. 胸骨   B. 胸椎   C. 肋骨
   D. 锁骨   E. 肋软骨

5. 肩关节脱位最常见的方向是
   A. 上方   B. 后方   C. 前下方
   D. 后下方   E. 后上方

6. 下列关于肘关节的叙述，正确的是
   A. 包括肱尺关节、肱桡关节和桡尺近侧关节   B. 包括肱尺关节、肱桡关节和桡尺远侧关节
   C. 以上各个关节有各自独立的关节囊   D. 可以进行屈、伸、收、展运动
   E. 以上都不对

7. 下列关于髋关节的叙述，正确的是
   A. 由耳状关节面和股骨头组成   B. 关节囊松弛
   C. 内有股骨头韧带加强   D. 外有侧副韧带加强
   E. 以灵活性为主

8. 下列**不属于**膝关节囊外韧带的是
   A. 髌韧带   B. 胫侧副韧带   C. 腓侧副韧带
   D. 膝交叉韧带   E. 以上都不属于

9. 有关桡腕关节的描述，正确的是
   A. 由桡骨、尺骨下端与腕骨构成   B. 是典型的椭圆关节
   C. 关节囊紧张   D. 不能做内收运动
   E. 关节的两侧无韧带的加强

10. 限制脊柱过度后伸的韧带
    A. 项韧带   B. 棘上韧带   C. 棘间韧带
    D. 前纵韧带   E. 后纵韧带

11. 黄韧带连结于相邻的椎骨结构是
    A. 关节突   B. 横突   C. 椎弓板
    D. 棘突   E. 椎体

12. 属于关节辅助结构的是

  A. 关节腔　　　　　　　　B. 关节囊　　　　　　　　　C. 关节面

  D. 关节盘　　　　　　　　E. 滑液

13. 有关关节面的描述,正确的是

  A. 一般为一凹一凸　　　　　　　　　　B. 表面覆盖着滑膜

  C. 每个关节至少有 3 个关节面　　　　　D. 由滑液营养关节面的骨质

  E. 以上都不正确

A2 型题

1. 患者,男,45 岁,在弯腰时提拎重物,过后感到右下肢麻木疼痛,提示受到损伤的结构是

  A. 前纵韧带　　　　　　　B. 后纵韧带　　　　　　　　C. 棘上韧带

  D. 椎间盘　　　　　　　　E. 黄韧带

2. 患者,女,32 岁,右膝关节不慎受伤,检查抽屉试验阳性。请问损伤后可导致胫骨向后移位的韧带是

  A. 腓侧副韧带　　　　　　B. 胫侧副韧带　　　　　　　C. 髌韧带

  D. 前交叉韧带　　　　　　E. 后交叉韧带

3. 患者,男,20 岁,在踢足球时,急剧伸小腿并做强力旋转,导致右膝关节不慎受伤,检查发现膝关节内有摩擦音,提示损伤的结构是

  A. 前交叉韧带　　　　　　B. 后交叉韧带　　　　　　　C. 半月板

  D. 髌韧带　　　　　　　　E. 腘斜韧带

答案

A1 型题

1. D　　2. D　　3. D　　4. D　　5. C　　6. A　　7. C　　8. D　　9. B　　10. D

11. C　　12. D　　13. A

A2 型题

1. D　　2. E　　3. C

(武志兵)

第三节　骨　骼　肌

一、实验指导

(一) 实验方法

观察一块或一群肌时,要在标本上首先观察肌的外形、肌的起止、位置和层次、肌的纤维方向、跨过哪些关节,而后推论肌的作用。如果此肌的位置表浅,即可在自己身上触摸一下,并使此肌收缩,进一步体会其作用。另外注意身体各部分肌的配布与关节的类型、运动轴的多少相关。

(二) 实验内容

观察眼轮匝肌、口轮匝肌、颊肌和咀嚼肌的位置及形态。观察胸锁乳突肌和斜角肌间隙的构成及内容。观察斜方肌、背阔肌、竖脊肌的位置和形态。观察胸大肌、胸小肌、前锯肌、肋间内肌和肋间外肌的位置和肌纤维方向,观察膈的位置和裂孔,腹肌前外侧群肌肉的位置和形成的结构。观察三角肌的位置,臂肌前、后群各肌的位置和排列,观察手肌的排列和蚓状肌的形态。观察臀大肌、梨状肌、髂腰肌的位置和形态,大腿各群肌的位置和形态,小腿各群肌的位置和排列。

二、学习指导

(一) 学习目标

掌握 面肌、咀嚼肌的名称及作用；胸锁乳突肌、斜方肌、背阔肌、竖脊肌、三角肌、髂腰肌、臀大肌和梨状肌的位置和作用；斜角肌间隙的构成及通过的结构；胸肌、腹前外侧群、臂肌、前臂肌前群第一层肌、大腿肌前群和后群的名称、位置和作用；膈的位置、分部和作用；膈裂孔的名称、位置及通过的结构；腹直肌鞘的构成。

熟悉 肌的形态、构造；眼轮匝肌、口轮匝肌、颊肌的位置和作用；听诊三角和腰下三角的位置；手肌的分群、拇收肌、骨间肌和蚓状肌的位置和作用；小腿肌的分群、作用，小腿三头肌的位置、作用。

了解 肌的起止、配布，筋膜和腱鞘的概念；颅顶肌的形态、位置；舌骨上、下肌群中主要肌的名称；胸腰筋膜的位置及临床意义；腹股沟管的位置、内容；除三角肌外的其他上肢带肌的名称、作用；髋肌后群其他各肌的名称，大腿内侧群肌的名称。

(二) 学习要点

全身约有 600 余块骨骼肌，可按部位及功能进行区分。

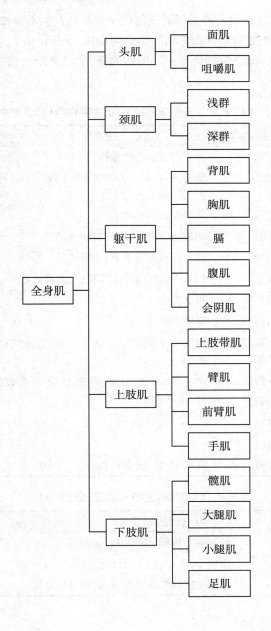

各部位肌群名称,各肌群包括的肌及主要作用及支配的神经见表 3-2~ 表 3-6(带"*"的内容是学习中的重点)。

表 3-2 面肌和咀嚼肌的名称、主要作用及支配的神经

肌群	肌名称	主要作用 *	支配的神经
面肌(表情肌)	枕额肌	形成额纹	面神经
	眼轮匝肌	关闭睑裂	
	口轮匝肌	关闭口裂	
	颊肌	使颊部紧贴牙和牙龈,协助咀嚼和吸吮	
咀嚼肌	咬肌	上提下颌骨(闭口)	三叉神经(下颌神经)
	颞肌	上提下颌骨(闭口)	
	翼内肌	上提下颌骨(闭口)	
	翼外肌	下颌骨向前,协助张口	

颈肌分浅群和深群。浅群包括颈前外侧部的浅筋膜中颈阔肌和大部分被颈阔肌覆盖的胸锁乳突肌,以及舌骨上、下肌群。其中胸锁乳突肌起自胸骨柄和锁骨内侧端,止于颞骨乳突,一侧收缩使头偏向同侧,面转向对侧,两侧同时收缩使头后仰。深群位于颈部两侧的前、中斜角肌与第 1 肋共同围成三角形的斜角肌间隙,有锁骨下动脉和臂丛通过。

表 3-3 躯干肌肌群及主要肌的名称、主要作用和支配的神经 *

肌群	区分	肌名称	主要作用	支配的神经
背肌	浅群	斜方肌	使肩胛骨向脊柱靠拢	副神经
		背阔肌	使臂内收、后伸及旋内;当上肢上举固定时,可引体向上	胸背神经
	深群	竖脊肌	使脊柱后伸和仰头	脊神经后支
胸肌	胸上肢肌	胸大肌	使肩关节内收、旋内和前屈;助吸气	胸内、外侧神经
		胸小肌	拉肩胛骨向前下方;助吸气	胸内侧神经
		前锯肌	拉肩胛骨向前并贴紧胸壁;助吸气	胸长神经
	胸固有肌	肋间外肌	提肋助吸气	肋间神经
		肋间内肌	降肋助呼气	
膈	中心腱肌部	胸骨部、肋部和腰部	穹窿顶下降,扩大胸腔上下径,助吸气;增加腹压	膈神经
腹肌	腹前外侧群肌	腹外斜肌	参与围成腹腔的前、侧壁,保护、固定腹腔脏器;增加腹压	肋间神经、髂腹下神经、髂腹股沟神经
		腹内斜肌		
		腹横肌		
		腹直肌		
	腹后群肌	腰方肌	降第 12 肋;使脊柱侧屈	腰丛分支

表 3-4 膈裂孔的名称、位置及通过的结构 *

名称	位置(高度)	通过的结构
腔静脉孔	约平第 8 胸椎,位于中心腱的后部	下腔静脉
食管裂孔	平第 10 胸椎,位于肌性部后份	食管和迷走神经
主动脉裂孔	平第 12 胸椎,在膈左、右脚和脊柱之间	主动脉和胸导管

表 3-5 上肢肌群、主要肌的名称和主要作用及支配的神经 *

肌群	区分	肌名称	主要作用	支配的神经
上肢带肌		三角肌	使肩部呈圆隆形；使肩关节外展	腋神经
臂肌	前群	肱二头肌	屈肘关节；可使前臂旋后；还可协助屈肩关节	肌皮神经
		喙肱肌	屈和内收肩关节	
		肱肌	屈肘关节	
	后群	肱三头肌	伸肘关节；长头还可使臂后伸和内收	桡神经
前臂肌	前群（共9块，分4层排列，其中浅层即第一层见右侧列）	肱桡肌	屈肘关节	桡神经
		旋前圆肌	屈肘关节，前臂旋前	正中神经
		桡侧腕屈肌	屈腕和腕关节，外展腕关节	
		掌长肌	屈腕关节，紧张掌腱膜	
		尺侧腕屈肌	屈肘和腕关节，内收腕关节	尺神经
	后群（共10块，分浅、深两层）	（略）	伸腕、伸指和前臂旋后	桡神经
手肌	外侧群	鱼际肌	使拇指展、屈、对掌和收	正中神经和尺神经
	内侧群	小鱼际肌	使小指展、屈和对掌	尺神经
	中间群	蚓状肌及骨间肌	屈掌指关节、伸指间关节，内收和展手指	正中神经和尺神经

表 3-6 下肢肌群、主要肌的名称和主要作用及支配的神经

肌群	区分	肌名称		主要作用	支配的神经
髋肌	前群	髂腰肌 *		使髋关节前屈和旋外；下肢固定时能使躯干和骨盆前屈	腰丛分支
		阔筋膜张肌		紧张阔筋膜并屈髋关节	臀上神经
	后群	臀大肌 *		使髋关节后伸和旋外	臀下神经
		臀中肌和臀小肌		使髋关节外展	臀上神经
		梨状肌 *		使髋关节外展和旋外	骶丛分支
大腿肌	前群 *	缝匠肌		屈髋关节和膝关节	股神经
		股四头肌		伸膝关节，其中股直肌还可屈大腿	
	后群 *	股二头肌		伸髋关节、屈膝关节	坐骨神经
		半腱肌			
		半膜肌			
	内侧群	略		使髋关节内收并旋外	股神经和闭孔神经
小腿肌	前群	胫骨前肌		使足背屈和内翻，并伸趾 *	腓深神经
		踇长伸肌			
		趾长伸肌			
	外侧群	腓骨长肌和腓骨短肌		使足外翻和屈踝关节	腓浅神经
	后群	浅层	小腿三头肌（腓肠肌和比目鱼肌）*	屈踝和屈膝关节 *	胫神经
		深层	与前群肌对应	使足跖屈和内翻，并能屈趾 *	
足肌	足背肌和足底肌	（略）		伸和屈趾等	腓深神经和胫神经分支

三、习题及答案

A1 型题

1. 关于胸锁乳突肌起止与作用的描述,正确的是
    A. 起于胸锁关节,止于乳突
    B. 一侧收缩使头向同侧倾斜,面转向对侧并向上仰
    C. 两侧同时收缩使头前屈
    D. 属舌骨上肌群
    E. 受脊神经后支支配

2. 关于胸大肌位置、起止和作用的描述,正确的是
    A. 起于胸骨和上部肋软骨
    B. 止于肱骨小结节嵴
    C. 收缩时可使肩关节内收、旋内
    D. 上肢固定时,其收缩可以助呼气
    E. 属胸部固有肌

3. 使肩关节外展的肌是
    A. 背阔肌和胸大肌
    B. 三角肌和冈上肌
    C. 冈上肌和小圆肌
    D. 大圆肌和肩胛下肌
    E. 冈上肌和冈下肌

4. 关于肱二头肌起止和作用的描述,正确的是
    A. 长头起于喙突
    B. 短头位于长头外侧
    C. 止于尺骨粗隆
    D. 可使已旋前的前臂旋后
    E. 受尺神经支配

5. 关于肱肌的位置、起止和作用的描述,正确的是
    A. 起自桡神经沟下方的肱骨
    B. 止于桡骨粗隆
    C. 受桡神经支配
    D. 是主要屈肘肌
    E. 属臂肌后群

6. 关于肱三头肌起止和作用的描述,正确的是
    A. 长头起自盂上结节
    B. 外侧头起自肱骨外侧面
    C. 以坚韧的腱止于尺骨鹰嘴
    D. 长头可协助肩关节内收及旋内
    E. 长头腱穿过肩关节囊

7. 咀嚼肌**不包括**
    A. 翼内肌
    B. 翼外肌
    C. 颞肌
    D. 咬肌
    E. 颊肌

8. 关于斜方肌作用的描述,正确的是
    A. 一侧收缩,使面转向同侧
    B. 一侧收缩,使颈向对侧屈
    C. 两侧收缩使肩胛骨向脊柱靠拢
    D. 肩胛骨固定,两侧同时收缩使头前屈
    E. 上部肌束可使肩胛骨下降

9. 关于膈裂孔的描述,正确的是
    A. 食管裂孔约平第8胸椎高度
    B. 食管裂孔有食管和胸导管通过
    C. 主动脉裂孔平第10胸椎高度
    D. 主动脉裂孔是膈疝的好发部位
    E. 腔静脉孔有下腔静脉通过

10. 股四头肌麻痹时,其主要运动障碍是**不能**
    A. 伸大腿
    B. 屈大腿
    C. 伸小腿
    D. 屈小腿
    E. 内收大腿

11. 助呼气的肌是
    A. 胸大肌
    B. 胸小肌
    C. 前锯肌
    D. 肋间外肌
    E. 肋间内肌

12. 引体向上时起主要作用的肌是
    A. 胸大肌　　　　　　B. 背阔肌　　　　　　C. 斜方肌
    D. 竖脊肌　　　　　　E. 前锯肌
13. **不能**伸髋关节的肌是
    A. 臀大肌　　　　　　B. 半腱肌　　　　　　C. 半膜肌
    D. 缝匠肌　　　　　　E. 股二头肌
14. 既能屈髋关节又能屈膝关节的肌是
    A. 阔筋膜张肌　　　　B. 股二头肌　　　　　C. 缝匠肌
    D. 半腱肌　　　　　　E. 半膜肌
15. 腹外斜肌属于
    A. 短肌　　　　　　　B. 扁肌　　　　　　　C. 轮匝肌
    D. 长肌　　　　　　　E. 羽状肌
16. 属于面肌的是
    A. 枕额肌　　　　　　B. 翼内肌　　　　　　C. 翼外肌
    D. 颞肌　　　　　　　E. 二腹肌
17. 咬肌的主要作用是
    A. 使下颌骨向前　　　　　　　　　B. 使下颌骨向后
    C. 上提下颌骨　　　　　　　　　　D. 下降下颌骨
    E. 一侧收缩可使下颌骨转向对侧
18. 对腹直肌鞘的叙述,正确的是
    A. 前层仅由腹外斜肌腱膜形成
    B. 后层仅由腹内斜肌腱膜形成
    C. 后层在脐下 4~5cm 以下处形成弓状线
    D. 腹横肌腱膜不参与构成鞘的后层
    E. 弓状线以下有腹直肌鞘后层
19. 穿肩关节囊的是
    A. 肱二头肌长头　　　　　　　　　B. 肱二头肌短头
    C. 肱三头肌长头　　　　　　　　　D. 肱三头肌内侧头
    E. 肱三头肌外侧头
20. 通过坐骨大孔的肌是
    A. 臀大肌　　　　　　B. 臀中肌　　　　　　C. 臀小肌
    D. 股方肌　　　　　　E. 梨状肌

A2 型题

1. 患儿,男,出生后 10 天,父母发现其左颈部有一质硬的椭圆形肿块。检查见,患儿头倾向左侧,颈部扭转,面部倾斜,下颌偏向右侧;在乳突处下方触及条索状肿块。该患儿可能患有
    A. 先天性斜颈　　　　B. 甲状腺肿大　　　　C. 淋巴结增生
    D. 动脉瘤　　　　　　E. 血肿
2. 患者,男,45 岁。因股骨干骨折靠拄拐杖行走三个月,近日发现患侧臂部上举困难。查体见,患侧肩关节外展功能障碍,并呈现"方肩"畸形,该患的表现最可能累及的肌是
    A. 斜方肌　　　　　　B. 胸锁乳突肌　　　　C. 三角肌
    D. 冈上肌　　　　　　E. 肱三头肌

答案

A1 型题

1. B　　2. C　　3. B　　4. D　　5. D　　6. C　　7. E　　8. C　　9. E　　10. C

11. E　　12. B　　13. D　　14. C　　15. B　　16. A　　17. C　　18. C　　19. A　　20. E

A2 型题

1. A　　2. C

（张雅芳）

第四章　消 化 系 统

一、实验指导

（一）实验方法

消化系统实验时，要求观察：①外形，注意掌握各消化系统器官外形的描述，如肝呈楔形、十二指肠为 C 形等；②位置、重要毗邻和体表投影，如阑尾的体表投影等；③腔内形态结构或剖面结构，并区分理解空腔器官和实质性器官；④结合功能或发生观察器官形态结构，如小肠黏膜皱襞明显多于结肠，与小肠是食物消化的主要场所有关。

（二）实验内容

观察腭帆形成的结构，舌黏膜的结构，舌肌的走行，口腔腺的位置及形态。咽的位置、区分，鼻咽部的结构。观察胃的形态。十二指肠的形态及分部，十二指肠降部的结构。空、回肠黏膜的特点。观察大肠的特点，盲肠和阑尾的位置和形态，回盲瓣和回盲口的形态，结肠的区分，直肠的壶腹和横襞，肛管内面的结构。肝的位置和形态，肝门的位置和结构，肝外胆道的组成。胰的位置和形态。

二、学习指导

（一）学习目标

掌握　消化系统的组成及基本功能，上、下消化道的概念；舌的形态和黏膜特征；食管的位置、分部及三个狭窄；胃的位置、形态分部及幽门的构造；小肠的组成和功能；大肠的分部及特征性结构；盲肠和阑尾的位置、形态特点及阑尾根部的体表投影；肝的位置、形态、分叶，胆囊的位置、形态特点及胆囊底的体表投影。

熟悉　胸部、腹部的标志线及分区；口腔的境界、分部，腭和咽峡的构成；牙的形态、构造、分类及数目；三对大唾液腺的位置及腮腺导管开口部位；咽的位置、分部、交通及咽淋巴环的概念；十二指肠的形态、位置、分部及十二指肠大乳头的位置；空、回肠的位置、特点；结肠各部、直肠和肛管的位置、形态特点及齿状线的概念；肝门、肝蒂的概念，肝外胆道的组成，胆汁的排出途径，胰的位置、形态分部。

了解　舌肌的组成和功能；胃、十二指肠、肝、胆总管、胰与周围器官的毗邻关系；肝的功能、体表投影及肝段的概念。

（二）学习要点

以食物的摄入、消化吸收及食物残渣形成的粪便排出为主线，理解消化系统的组成，掌握消化系统各器官的位置、形态、结构特点及基本功能。

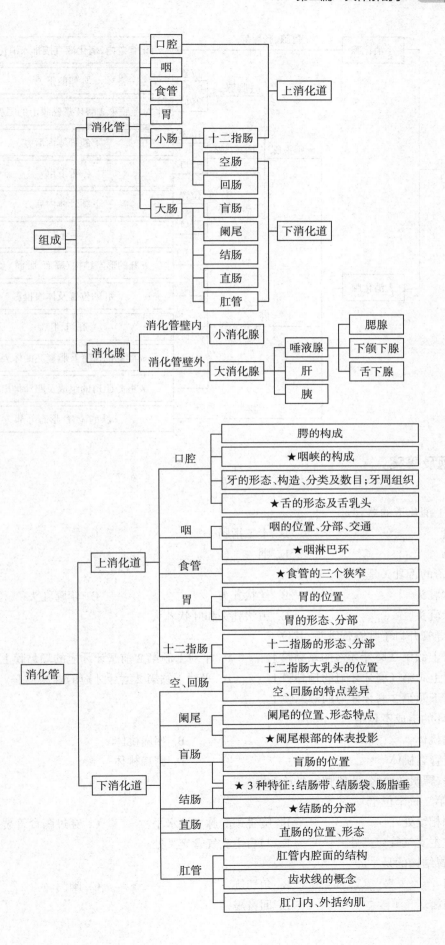

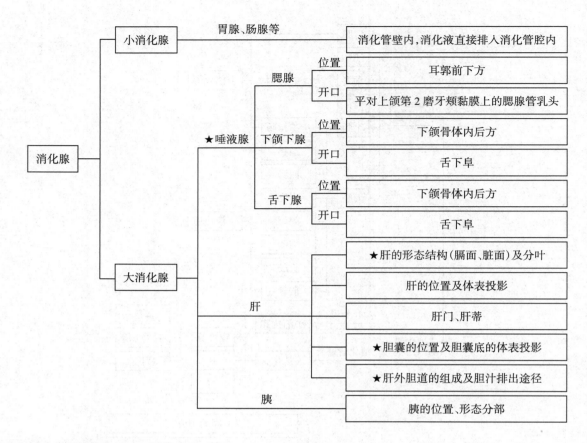

三、习题及答案

A1 型题

1. **不属于**上消化道的器官是
   A. 食管　　　　　　　　　B. 十二指肠　　　　　　　　C. 胃
   D. 空肠　　　　　　　　　E. 咽

2. **不含**味蕾的舌乳头是
   A. 菌状乳头　　　　　　　B. 丝状乳头　　　　　　　　C. 轮廓乳头
   D. 叶状乳头　　　　　　　E. 菌状乳头和叶状乳头

3. 腮腺的导管开口于腮腺管乳头，其位于
   A. 平对上颌第 2 磨牙牙冠的颊黏膜上　　B. 平对上颌第 2 前磨牙牙冠的颊黏膜上
   C. 平对上颌第 3 磨牙牙冠的颊黏膜上　　D. 平对下颌第 2 磨牙牙冠的颊黏膜上
   E. 平对下颌第 3 磨牙牙冠的颊黏膜上

4. 咽淋巴环的组成**不包括**
   A. 舌扁桃体　　　　　　　　　　　B. 咽扁桃体
   C. 咽鼓管扁桃体　　　　　　　　　D. 腭扁桃体
   E. 腭垂、腭帆游离缘、两侧腭舌弓及舌根

5. 食管的第二狭窄位于
   A. 与咽相续处　　　　　　B. 胸骨颈静脉切迹水平　　　C. 穿过膈食管裂孔处
   D. 与左主支气管交叉处　　E. 与右主支气管交叉处

6. **不属于**胃结构的是
   A. 贲门　　　　　　　　　B. 角切迹　　　　　　　　　C. 幽门
   D. 幽门瓣　　　　　　　　E. 回盲瓣

7. 临床胃溃疡和胃癌多发生于
   A. 贲门
   B. 胃大弯近贲门处
   C. 胃小弯近贲门处
   D. 胃大弯近幽门处
   E. 幽门窦近胃小弯处

8. 十二指大乳头位于十二指肠
   A. 降部外侧壁
   B. 降部后内侧壁
   C. 降部近起始处
   D. 降部前侧壁
   E. 降部后侧壁

9. 十二指肠溃疡和穿孔的多发部位是
   A. 十二指肠上曲
   B. 十二指肠球
   C. 十二指肠空肠曲
   D. 十二指肠降部内侧壁
   E. 十二指肠水平部

10. 关于肠黏膜下淋巴小结的描述,正确的是
   A. 集合淋巴小结多见于空肠
   B. 孤立淋巴小结只见于空肠
   C. 孤立淋巴小结只见于回肠
   D. 肠伤寒并发的肠穿孔或肠出血多发于集合淋巴小结
   E. 肠伤寒并发的肠穿孔或肠出血多发于孤立淋巴小结

11. **不具有**结肠带的肠管是
   A. 升结肠
   B. 横结肠
   C. 降结肠
   D. 盲肠
   E. 直肠

12. 阑尾根部的体表投影位于
   A. 脐与左髂前上棘连线的中、内 1/3 交点处
   B. 脐与左髂前上棘连线的中、外 1/3 交点处
   C. 脐与右髂前上棘连线的中、内 1/3 交点处
   D. 脐与右髂前上棘连线的中、外 1/3 交点处
   E. 脐与左髂前上棘连线的中、内 1/4 交点处

13. **不属于**肛管结构的是
   A. 肛窦
   B. 肛柱
   C. 肛瓣
   D. 齿状线
   E. 回盲瓣

14. **不属于**肝门结构的是
   A. 肝门静脉
   B. 肝固有动脉
   C. 肝左、右管
   D. 胆总管
   E. 淋巴管

15. 肝外胆道的组成**不包括**
   A. 胆囊
   B. 肝左、右管
   C. 肝总管
   D. 胆总管
   E. 胰管

A2 型题

1. 患者,男,7 岁,Ⅳ牙有远殆深龋,探痛(+),牙不松动。从解剖学上讲,患者具体发生龋齿的牙是
   A. 左上颌第 1 乳磨牙
   B. 左下颌第 1 乳磨牙
   C. 右上颌第 1 乳磨牙
   D. 右下颌第 1 乳磨牙
   E. 左上颌第 1 前磨牙

2. 病例同上,患者远殆深龋,探痛(+),说明龋坏已达牙质深层,牙质深层的结构是
   A. 牙骨质
   B. 牙釉质
   C. 牙髓
   D. 牙龈
   E. 牙周膜

3. 患者,女,42 岁,急性胆囊炎,随深呼吸胆囊底体表投影区压痛阳性(墨菲征阳性),胆囊底体表投影位于
   A. 右锁骨中线与右肋弓的交点处
   B. 左锁骨中线与右肋弓的交点处
   C. 右腋前线与右肋弓的交点处
   D. 右胸骨旁线与右肋弓的交点处
   E. 左胸骨旁线与右肋弓的交点处

4. 患者,女,46 岁,右上腹阵发性绞痛向右肩部放射,伴恶心、呕吐,皮肤黄染,墨菲(Murphy)征阳性。B超提示胆总管扩张、胆囊及胆总管下段有结石阴影。诊断为胆结石合并胆道感染。若行胆囊切除术,常寻找胆囊动脉的位置是

    A. 肝脏面、肝总管和胆总管围成的三角内   B. 肝脏面、胆总管和胆囊管围成的三角内

    C. 肝脏面、肝总管和胆囊管围成的三角内   D. 肝脏面、肝左管和肝右管围成的三角内

    E. 肝脏面、肝左管和胆囊管围成的三角内

5. 患者,男,60 岁,因吞咽困难 3 个月入院。平时喜食腌制食品,有长期吸烟及酗酒史,胃镜和病理检查提示食管中段鳞癌,若癌肿块向外侵袭至食管外膜,最先可能直接累及的器官是

    A. 胃   B. 十二指肠   C. 左主支气管

    D. 右肺   E. 左肺

答案

A1 型题

1. D   2. B   3. A   4. E   5. D   6. E   7. E   8. B   9. B   10. D

11. E   12. D   13. E   14. D   15. E

A2 型题

1. A   2. C   3. A   4. C   5. C

(杨慧科)

第五章 呼 吸 系 统

一、实验指导

(一) 实验方法

呼吸系统的各器官结构通过实物标本能够较为清晰地辨认,但一些细微结构需要借助模型或铸形标本进行观察。辨识过程中主要注意各器官构造的位置、形态特点和重要标志,理解气管插管的途径及插管时的注意事项。

(二) 实验内容

呼吸系统实验主要观察:①呼吸系统的构成;②鼻的外形、鼻腔构成、鼻甲、鼻道以及鼻旁窦位置和开口部位;③喉口、喉软骨、主要连结结构、喉腔形态和分部;④气管和主支气管的形态、特点;⑤肺的形态、分叶,肺尖的位置、肺门和肺根形态和构造,支气管的分支(铸形标本),胸膜形态和分部;⑥纵隔的位置、主要器官、结构和毗邻。

二、学习指导

(一) 学习目标

掌握 呼吸系统的组成,上、下呼吸道的构成;鼻旁窦的名称、位置和开口;喉的位置、喉腔的形态分部及婴幼儿时期的特点;气管位置、毗邻,左、右主支气管的形态特点及临床意义;肺的位置、形态和分叶;胸膜腔和肋膈隐窝的构成及临床意义;纵隔的定义和分区。

熟悉 鼻黏膜分部及功能;胸膜的配布规律及其分部。

了解 鼻的形态结构;喉的构成,气管、支气管的形态;肺的血供、肺段的概念;纵隔各部的主要内容。

(二) 学习要点

1. 呼吸系统组成、结构、特点

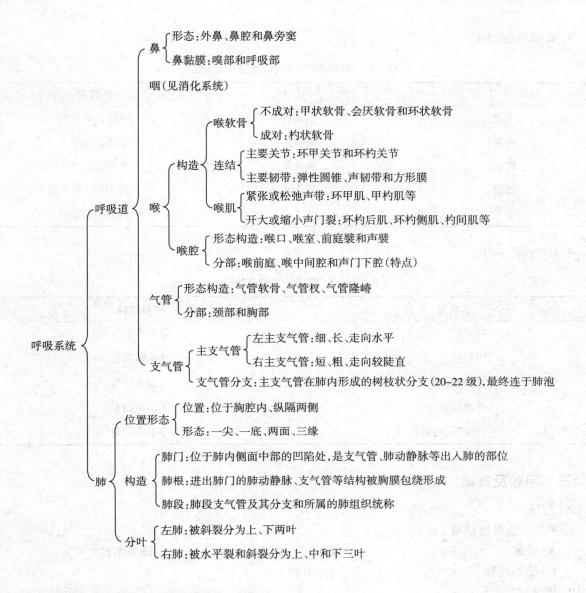

鼻 ┬ 形态:外鼻、鼻腔和鼻旁窦
　 └ 鼻黏膜:嗅部和呼吸部

咽(见消化系统)

喉 ┬ 喉软骨 ┬ 不成对:甲状软骨、会厌软骨和环状软骨
　 │ 　 └ 成对:杓状软骨
　 ├ 构造 ┬ 连结 ┬ 主要关节:环甲关节和环杓关节
　 │ 　 │ 　 └ 主要韧带:弹性圆锥、声韧带和方形膜
　 │ 　 └ 喉肌 ┬ 紧张或松弛声带:环甲肌、甲杓肌等
　 │ 　 　 └ 开大或缩小声门裂:环杓后肌、环杓侧肌、杓间肌等
　 └ 喉腔 ┬ 形态构造:喉口、喉室、前庭襞和声襞
　 　 └ 分部:喉前庭、喉中间腔和声门下腔(特点)

呼吸道

气管 ┬ 形态构造:气管软骨、气管杈、气管隆嵴
　 └ 分部:颈部和胸部

支气管 ┬ 主支气管 ┬ 左主支气管:细、长、走向水平
　 │ 　 └ 右主支气管:短、粗、走向较陡直
　 └ 支气管分支:主支气管在肺内形成的树枝状分支(20~22级),最终连于肺泡

呼吸系统

肺 ┬ 位置形态 ┬ 位置:位于胸腔内、纵隔两侧
　 │ 　 └ 形态:一尖、一底、两面、三缘
　 ├ 构造 ┬ 肺门:位于肺内侧面中部的凹陷处,是支气管、肺动静脉等出入肺的部位
　 │ 　 ├ 肺根:进出肺门的肺动静脉、支气管等结构被胸膜包绕形成
　 │ 　 └ 肺段:肺段支气管及其分支和所属的肺组织统称
　 └ 分叶 ┬ 左肺:被斜裂分为上、下两叶
　 　 └ 右肺:被水平裂和斜裂分为上、中和下三叶

2. 胸膜和胸膜腔的定义、胸膜的分部、功能

胸膜 ┬ 定义:衬贴于胸壁内面、膈上面和肺表面的浆膜统称。
　 ├ 分部:根据衬贴部位分 ┬ 脏胸膜(肺胸膜)
　 │ 　 └ 壁胸膜 ┬ 肋胸膜
　 │ 　 　 ├ 膈胸膜
　 │ 　 　 ├ 纵隔胸膜
　 │ 　 　 └ 颈胸膜(胸膜顶)
　 ├ 胸膜腔:脏、壁胸膜在肺根处相互移行形成的密闭腔隙,位于纵隔两侧,左右胸膜腔不相通。
　 └ 功能 ┬ 使肺表面变得光滑,减少呼吸过程的摩擦
　 　 ├ 形成胸膜腔,保持胸腔负压状态,有利于呼吸运动
　 　 └ 具有分泌、吸收功能,保证肺表面润滑

3. 鼻旁窦（表 5-1）

表 5-1　鼻旁窦的名称、位置及开口部位

名称	位置	开口部位
上颌窦	上颌骨体	中鼻道半月裂
额窦	额骨体	中鼻道前端
蝶窦	蝶骨体	蝶筛隐窝
筛窦	筛骨迷路	前、中组：中鼻道
		后组：上鼻道

4. 喉肌（表 5-2）

表 5-2　喉肌的名称及功能

名称	主要功能
环甲肌	紧张声带
甲杓肌	松弛声带
环杓后肌	开大声门裂
环杓侧肌	缩小声门裂
杓横肌、杓斜肌	缩小声门裂

三、习题及答案

A1 型题

1. 开口于上鼻道的是
   A. 额窦　　　　　　　　　B. 蝶窦　　　　　　　　　C. 筛窦前群
   D. 筛窦后群　　　　　　　E. 筛窦中群
2. 蝶窦开口于
   A. 蝶筛隐窝　　　　　　　B. 上鼻道　　　　　　　　C. 中鼻道
   D. 下鼻道　　　　　　　　E. 鼻前庭
3. 紧张声带的喉肌是
   A. 甲杓肌　　　　　　　　B. 环杓后肌　　　　　　　C. 环甲肌
   D. 环杓侧肌　　　　　　　E. 杓横肌
4. 成对的喉软骨是
   A. 甲状软骨　　　　　　　B. 环状软骨　　　　　　　C. 会厌软骨
   D. 杓状软骨　　　　　　　E. 以上都是
5. 喉室位于
   A. 喉口的两侧　　　　　　B. 喉前庭内　　　　　　　C. 喉中间腔的两侧
   D. 前庭襞的上方　　　　　E. 声门下腔内
6. 成人喉的下界平
   A. 第 3 颈椎体下缘　　　　　　　　　　B. 第 4 颈椎体下缘
   C. 第 5 颈椎体下缘　　　　　　　　　　D. 第 6 颈椎体下缘
   E. 第 7 颈椎体下缘

7. 喉腔最狭窄的部位是

  A. 前庭裂   B. 声门裂   C. 喉口

  D. 喉中间腔   E. 喉室

8. 右主支气管的特点是

  A. 细而长   B. 粗而长   C. 细而短

  D. 粗而短   E. 直而长

9. 中纵隔内有

  A. 心脏   B. 迷走神经   C. 气管

  D. 食管   E. 支气管

10. 关于胸膜腔叙述，**错误**的是

  A. 腔内呈负压   B. 有少量滑液

  C. 左右胸膜腔不相通   D. 肋膈隐窝是其一部分

  E. 胸膜腔就是胸腔

11. 胸腺位于

  A. 上纵隔   B. 下纵隔   C. 中纵隔

  D. 前纵隔   E. 后纵隔

12. 食管位于

  A. 上纵隔   B. 下纵隔   C. 中纵隔

  D. 前纵隔   E. 后纵隔

A2 型题

1. 患者，男，68 岁，因右肺癌行全肺切除术，术中**不需要**切断的结构是

  A. 主支气管   B. 段支气管

  C. 肺动脉   D. 肺静脉

  E. 支气管动脉

2. 患儿，男，6 岁，因出现声音嘶哑，咽喉疼痛、有刺痒和异物感，并逐渐出现吸气性呼吸困难伴有喉鸣音入院。诊断为急性喉炎伴黏膜水肿。喉黏膜水肿最有可能发生的部位是

  A. 喉前庭   B. 喉中间腔

  C. 声门下腔   D. 喉室

  E. 喉口

3. 患者，女，25 岁，因咽喉部疼痛、异物感就诊。医生建议行喉镜检查。请问喉镜检查时，确定声门裂位于

  A. 两侧前庭襞之间   B. 两侧喉室之间

  C. 杓状软骨之间   D. 两侧声襞之间

  E. 方形膜和弹性圆锥之间

4. 患者，男，70 岁，有 30 多年吸烟史，因呼吸急促，咳嗽，咳痰伴痰中带血就诊入院。患者经检查被诊断为肺癌合并胸腔积液。患者坐位时，胸腔积液最易积聚的部位是

  A. 肋膈隐窝   B. 肋纵隔隐窝

  C. 胸膜顶   D. 肺门

  E. 斜裂

5. 患者，女，16 岁，因咳嗽痰多而就诊，初步诊断为呼吸道感染。最有可能感染的是

  A. 鼻腔   B. 鼻旁窦

  C. 咽腔   D. 喉腔

  E. 气管

6. 患者,男,21岁,因上颌磨牙疼痛2周,伴头痛、鼻腔分泌物增多、鼻阻塞3天就诊。根据患者病情,最有可能受累的结构是

  A. 额窦   B. 上颌窦

  C. 筛窦前群   D. 筛窦中群

  E. 筛窦后群

7. 患者,女,18岁,因吃海鲜出现呼吸困难,吸气时伴喉鸣急诊入院,初步诊断为急性喉水肿。如在喉部穿刺建立临时通气道,穿刺部位应该选择

  A. 甲状舌骨膜   B. 方形膜

  C. 前庭襞   D. 环甲正中韧带

  E. 环状软骨气管韧带

答案

A1 型题

1. D   2. A   3. C   4. D   5. C   6. D   7. B   8. D   9. A   10. E

11. A   12. E

A2 型题

1. B   2. C   3. D   4. A   5. E   6. B   7. D

(黄海辉)

第六章 泌 尿 系 统

一、实验指导

(一)实验方法

泌尿系统的器官主要位于腹、盆腔内,各器官的形态、位置等可通过实物标本进行观察辨识,同时可借助离体或者剖面标本或模型观察肾和膀胱的内部构造。辨识过程中注意各器官的位置、形态特点和重要标志,掌握尿液产生及排出途径,理解尿道的性别差异、特点及插导尿管时的注意事项。

(二)实验内容

泌尿系统实验主要观察:①泌尿系统的构成;②肾的位置、外形和毗邻,肾被膜的层次及其特点;③肾门、肾蒂和肾窦的形态构造;④输尿管的行程、分部及狭窄部位;⑤膀胱的位置、形态构造和毗邻;⑥男、女性尿道的形态构造及其特点。

二、学习指导

(一)学习目标

掌握 肾的位置、形态和剖面结构特点,肾门、肾蒂、肾窦的概念;输尿管的分部和三个狭窄的位置;膀胱的位置和分部,膀胱三角的位置和形态特点及临床意义;女性尿道的形态特点及临床意义。

熟悉 泌尿系统的组成和基本功能及尿液排出的路径,肾的被膜。

了解 肾的毗邻关系和肾门的体表投影。

(二)学习要点

1. 泌尿系统组成,各器官形态、位置和结构

泌尿系统 {
　肾 {
　　形态："蚕豆"形,分两面、两缘、两端

　　构造 {
　　　肾门:肾内侧缘中部凹陷处,是肾动静脉、肾盂等进出肾的部位
　　　肾窦:肾门向肾内凹陷形成的空腔,内含肾的血管、神经、肾盂、肾大盏、肾小盏等
　　　肾蒂:进出肾门的血管、神经和肾盂等的统称
　　}

　　位置 {
　　　左肾 {
　　　　上端:平对第 11 胸椎体下缘
　　　　下端:平对第 2 腰椎体下缘
　　　　肾门:平对第 1 椎体
　　　}
　　　右肾 {
　　　　上端:平对第 12 胸椎体上缘
　　　　下端:平对第 3 腰椎体下缘
　　　　肾门:平对第 1 腰椎体
　　　}
　　}

　　肾区:是肾门的体表投影,位于腰部竖脊肌外侧缘和第 12 肋下缘之间的夹角部位

　　肾实质 {
　　　皮质:位于表层,富含血管,肉眼红褐色
　　　髓质:位于深层,肉眼淡红色,由肾锥体构成
　　}

　　肾被膜 {
　　　纤维囊:紧贴肾实质表面,致密、薄而坚韧,病理状态下与肾实质不易分离
　　　脂肪囊:位于中间层,由大量脂肪构成,包绕肾周围
　　　肾筋膜:最外层,分为肾前和肾后筋膜
　　}
　}

　输尿管 {
　　分部:根据位置分为腹部、盆部和壁内部三段
　　狭窄部位 {
　　　第一狭窄:肾盂与输尿管交界处
　　　第二狭窄:输尿管在骨盆上口跨髂血管处
　　　第三狭窄:壁内部
　　}
　}

　膀胱 {
　　形态:空虚膀胱近似呈锥体形,分为尖、体、底和颈四部分
　　膀胱三角:位于膀胱底内面,两输尿管口和尿道内口之间的三角区,黏膜光滑无皱襞
　　位置毗邻 {
　　　上:肠袢,但女性还有子宫底和体
　　　下:男性为前列腺,女性为尿生殖膈
　　　前:耻骨联合
　　　后:男性直肠,女性为子宫、阴道
　　}
　}

　尿道:男性尿道长、2 个弯曲、3 个狭窄和 3 个膨大;女性尿道短、直、宽
}

2.尿液的产生和排出途径

肾实质产生的尿液 ⟶ 经肾乳头 ⟶ 肾小盏 ⟶ 肾大盏 ⟶ 肾盂 ⟶ 输尿管 ⟶ 膀胱 ⟶ 尿道

三、习题及答案

A1 型题

1. 有关肾的描述,**错误**的是
   A. 为一对形似蚕豆的实质性器官   B. 上端窄而厚,前面较凸
   C. 内侧缘中部凹陷处为肾门   D. 出入肾门的结构合称为肾蒂
   E. 肾门向肾内延伸扩大为肾窦

2. 左肾上端平
   A. 第 11 胸椎体下缘   B. 第 12 胸椎体上缘   C. 第 1 腰椎体下缘
   D. 第 2 腰椎体上缘   E. 第 3 腰椎体下缘

3. 肾蒂内主要结构自前向后的排列顺序依次为
   A. 肾动脉、肾静脉、肾盂   B. 肾动脉、肾盂、肾静脉   C. 肾静脉、肾动脉、肾盂
   D. 肾静脉、肾盂、肾动脉   E. 肾盂、肾静脉、肾动脉

4. 关于肾窦的描述,正确的是
   A. 由肾皮质围成   B. 是肾门向肾内延续的空腔
   C. 内有输尿管的起始部   D. 肾柱位于其内
   E. 有肾筋膜覆盖

5. 关于肾位置的描述,正确的是
   A. 肾属于腹膜间位器官   B. 成人的肾门约平第 2 腰椎体
   C. 两肾均与第 12 肋有交叉关系   D. 右肾比左肾略高
   E. 肾区即为肾脏的体表投影区

6. 肾的被膜自内向外依次为
   A. 纤维囊、脂肪囊、肾筋膜   B. 纤维囊、肾筋膜、脂肪囊
   C. 脂肪囊、纤维囊、肾筋膜   D. 肾筋膜、脂肪囊、纤维囊
   E. 肾筋膜、纤维囊、脂肪囊

7. 对维持肾的正常解剖位置**不重要**的是
   A. 肾的毗邻器官   B. 肾被膜   C. 肾血管
   D. 支配肾脏的神经   E. 腹膜

8. 关于肾结构的描述,正确的是
   A. 肾实质分为肾皮质、肾髓质和肾窦
   B. 肾皮质位于肾实质的表层,无血管故色淡
   C. 肾髓质由肾锥体和肾柱构成
   D. 肾窦向外缩细,延续为肾盂
   E. 肾窦内包含肾小盏、肾大盏、肾盂、神经、血管和脂肪组织等

9. 肾髓质**不包括**
   A. 肾锥体   B. 肾柱   C. 肾乳头
   D. 乳头孔   E. 肾直小管

10. 关于输尿管行程的描述,正确的是
    A. 沿腰大肌外侧下降
    B. 小骨盆入口处,右侧输尿管跨越髂总动脉前方
    C. 男性有输精管越过其后方
    D. 女性有子宫动脉从其前上方跨过
    E. 输尿管在肾窦内起于肾盂

11. 关于输尿管的描述,正确的是

    A. 由肾大盏延续而来

    B. 分腹部、盆部和壁内部三个部分

    C. 有两处狭窄

    D. 走行于腹膜腔内

    E. 骨盆上口水平为其第一处狭窄

12. 子宫切除手术时最易损伤输尿管的部位是

    A. 腰大肌处   B. 小骨盆入口处   C. 与髂血管交叉处

    D. 穿膀胱处   E. 子宫颈外侧约 2cm 处

13. 关于膀胱的描述,正确的是

    A. 位于盆腔的中央   B. 属于腹膜内位器官

    C. 分尖、体、底、颈四部   D. 膀胱三角位于膀胱体的内面

    E. 输尿管口位于膀胱颈两侧

14. 膀胱与直肠之间**不包括**

    A. 阴道上部   B. 子宫颈   C. 输精管末端

    D. 精囊腺   E. 卵巢

15. 有关女性尿道的描述,**错误**的是

    A. 较男性尿道短而直

    B. 长 3~5cm

    C. 仅有排尿功能

    D. 尿道内口较男性高

    E. 穿经尿生殖膈时,有尿道阴道括约肌环绕

A2 型题

1. 患者,男,21 岁,因腹部外伤致肾破裂收入院。在行肾脏修补术中须缝合的肾结构是

    A. 肾皮质   B. 肾髓质   C. 纤维囊

    D. 脂肪囊   E. 肾筋膜

2. 患者,男,58 岁,因无痛性血尿 3 月余来院就诊,经膀胱镜检查诊断为膀胱癌。膀胱癌好发部位是

    A. 膀胱尖   B. 膀胱体   C. 膀胱底

    D. 膀胱颈   E. 膀胱三角

3. 患者,女,65 岁,无痛性血尿半年,被诊断为右肾肿瘤,须行肾切除术,手术分离肾内侧时,应注意勿损伤

    A. 腹主动脉   B. 下腔静脉   C. 肾上腺

    D. 十二指肠降部   E. 肝右叶

4. 患者,女,34 岁,左下腹间歇性绞痛伴血尿半年,伴有尿频尿急和里急后重感 4 小时就诊。结石最可能嵌顿的位置是

    A. 肾盂   B. 肾实质内   C. 输尿管起始部

    D. 输尿管壁内部   E. 输尿管跨髂血管处

5. 患者,男,16 岁,因高处坠落致右腰部及全腹部疼痛收住院。检查患者无意识障碍,右侧腰部无明显隆起,肾区有叩痛。结合 B 超等检查,诊断为外伤性肾蒂离断。术中检查肾蒂**见不到**的结构是

    A. 肾动脉   B. 肾静脉   C. 输尿管

    D. 肾盂   E. 神经

答案

A1 型题

1. B　　2. A　　3. C　　4. B　　5. C　　6. A　　7. D　　8. E　　9. B　　10. D

11. B　　12. E　　13. C　　14. E　　15. D

A2 型题

1. C　　2. E　　3. B　　4. D　　5. C

（黄海辉）

第七章　生　殖　系　统

一、实验指导

（一）实验方法

生殖系统实验时，首先要在原位标本上分别观察男性生殖系统、女性生殖系统的位置及组成，建立整体观；接下来在游离标本上具体观察各器官的形态和主要结构。腹膜标本实验时，主要是在原位标本上观察、理解腹膜和腹膜腔的概念，腹膜与脏器的关系和腹膜形成的结构。观察标本时动作要轻柔避免损坏标本。

（二）实验内容

观察男、女性生殖系统的组成。观察睾丸、附睾的位置和形态，观察输精管的分部，射精管的合成和开口部位，精索的位置及构成，精囊、前列腺、尿道球腺的位置及前列腺的形态，男性尿道的分部、狭窄、扩大、弯曲。观察阴茎的分部及构成。观察卵巢的位置和形态，输卵管的位置和分部，子宫的位置、形态、分部和固定装置。观察阴道后穹的位置。观察腹膜和腹膜腔。观察腹膜与脏器的关系，大网膜的位置、小网膜的位置和分部，观察各部肠系膜及阑尾系膜的构成，观察女性膀胱子宫陷凹和直肠子宫陷凹、男性直肠膀胱陷凹的位置。

二、学习指导

（一）学习目标

掌握　男、女性生殖系统的组成；睾丸的位置、形态和功能，附睾的位置和功能，输精管的分部及精索的概念；男性尿道的起止、分部、狭窄和弯曲。卵巢的位置，输卵管的位置、形态、分部及临床意义，子宫的形态、位置及固定装置，阴道穹、阴道前庭的位置。

熟悉　男性各附属腺的组成、位置及前列腺的形态特点，阴囊、阴茎的形态和构造特点，精液排出的路径；卵巢的形态、功能；腹膜与腹膜腔、网膜囊及系膜的概念。

了解　子宫内腔的分部、交通关系和临床意义；男、女性腹盆腔的陷凹及临床意义；乳房的位置、形态、构造特征及临床意义；盆膈和狭义会阴的概念及临床意义。

（二）学习要点

生殖系统的学习以男、女性生殖系统的内生殖器官的位置、形态为重点内容，要将男性尿道的特点、输精管及输卵管各部的结构特点、子宫的结构特点、乳腺的构造特征等与临床应用相结合，理解腹膜与器官的位置关系及腹膜各陷凹的临床意义。

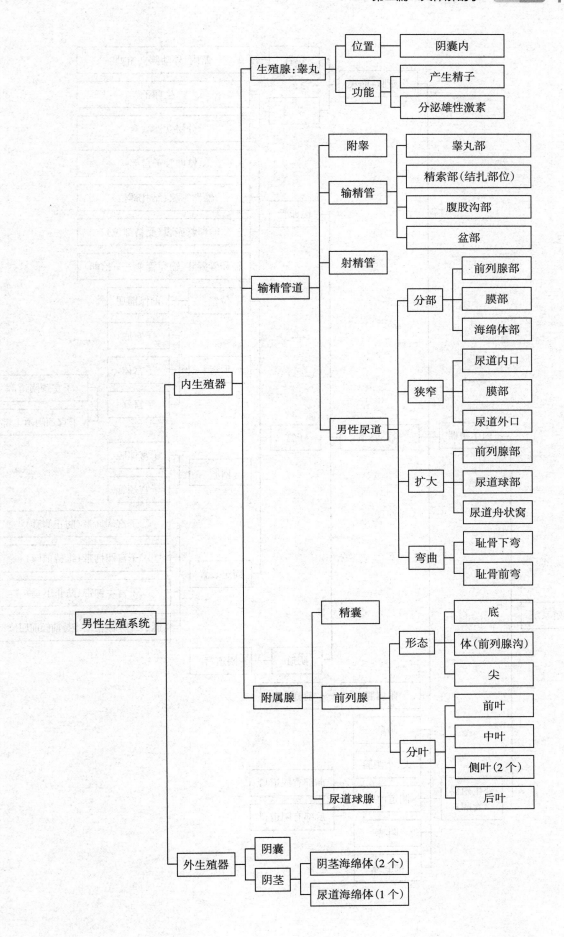

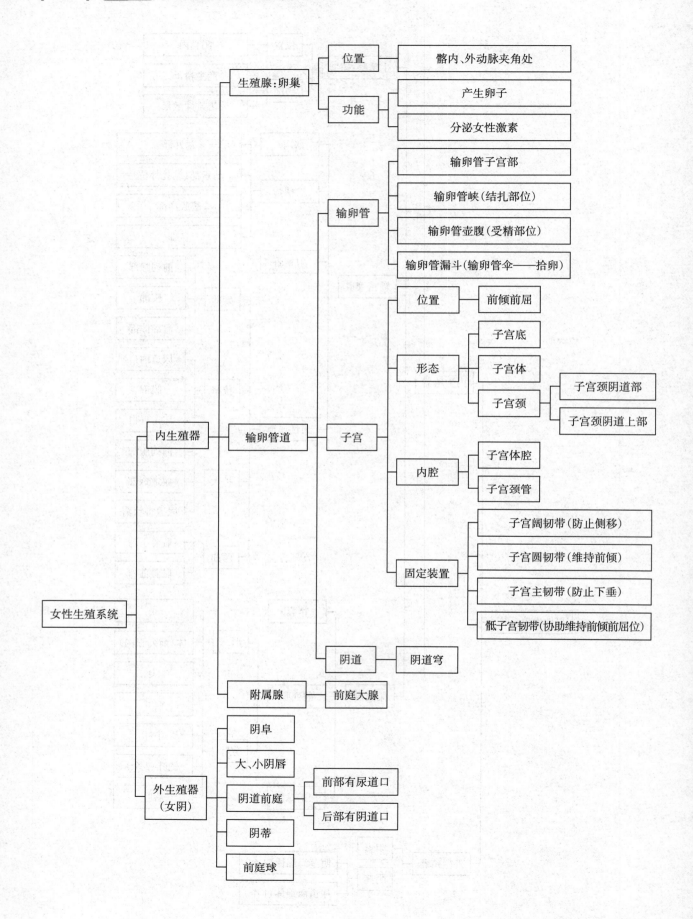

三、习题及答案

A1 型题

1. 男性的生殖腺是
   A. 前列腺   B. 精囊   C. 睾丸
   D. 附睾   E. 尿道球腺

2. 精子产生于
   A. 生精小管   B. 精直小管   C. 睾丸小隔
   D. 睾丸间质细胞   E. 睾丸网

3. 输精管结扎常选的部位是
   A. 睾丸部   B. 精索部   C. 盆部
   D. 腹股沟管部   E. 尿道膜部

4. 射精管开口于
   A. 尿道海绵体部   B. 尿道膜部   C. 尿道球部
   D. 尿道前列腺部   E. 尿道舟状窝

5. 前列腺的位置是
   A. 位于膀胱与耻骨联合之间   B. 位于直肠与膀胱之间
   C. 位于直肠与骶骨之间   D. 位于尿生殖膈内
   E. 位于膀胱与尿生殖膈之间

6. 下列关于男性尿道的描述,正确的是
   A. 分为前列腺部、膜部和海绵体部
   B. 耻骨下弯凸向上,不固定
   C. 耻骨下弯凸向下,固定
   D. 2 个狭窄、2 个弯曲和 2 个膨大
   E. 只有排尿的功能

7. 男性前尿道是指
   A. 尿道前列腺部   B. 尿道膜部   C. 尿道海绵体部
   D. 尿道球部   E. 尿道外口

8. 男性后尿道是指
   A. 尿道前列腺部和尿道膜部
   B. 尿道膜部和尿道球部
   C. 尿道海绵体部和尿道球部
   D. 尿道前列腺部和尿道海绵体部
   E. 尿道膜部和尿道海绵体部

9. 男性尿道第二个膨大位于
   A. 尿道前列腺部   B. 尿道膜部   C. 尿道球部
   D. 尿道外口   E. 尿道舟状窝

10. 男性尿道第二个狭窄位于
    A. 尿道内口   B. 尿道外口   C. 尿道膜部
    D. 尿道前列腺部   E. 尿道海绵体部

11. 阴茎分为
    A. 头、体、尾   B. 头、颈、脚   C. 头、颈、体
    D. 头、体、根   E. 头、颈、体、尾

12. 女性的生殖腺是
    A. 子宫　　　　　　　　　　B. 输卵管　　　　　　　　　C. 卵巢
    D. 前庭大腺　　　　　　　　E. 阴道

13. 卵巢窝位于
    A. 髂内动脉和髂外动脉的夹角处
    B. 髂总动脉和髂外动脉的夹角处
    C. 髂总动脉和髂内动脉的夹角处
    D. 髂内动脉的分支之间
    E. 髂外动脉的分支之间

14. 产生卵子和分泌女性激素的器官是
    A. 子宫　　　　　　　　　　　　　B. 输卵管
    C. 卵巢　　　　　　　　　　　　　D. 前庭大腺
    E. 阴道

15. 输卵管常用结扎部位在
    A. 输卵管子宫部　　　　　　　　　B. 输卵管峡部
    C. 输卵管壶腹部　　　　　　　　　D. 输卵管漏斗部
    E. 输卵管腹腔口

16. 有关子宫的描述,正确的是
    A. 分为体、颈、峡三部分　　　　　B. 子宫内腔即子宫腔
    C. 峡部在非妊娠期明显　　　　　　D. 颈部全部位于阴道内
    E. 子宫颈管通阴道

17. 子宫的位置是
    A. 位于耻骨联合和直肠之间
    B. 位于直肠与膀胱之间
    C. 位于耻骨联合与膀胱之间
    D. 呈后倾后屈位
    E. 未妊娠时子宫底位于小骨盆入口平面以上

18. 产科进行剖宫产时切口常位于子宫的
    A. 子宫底　　　　　　　　　　　　B. 子宫体
    C. 子宫峡　　　　　　　　　　　　D. 子宫颈
    E. 子宫腔

19. 限制子宫向两侧移位的韧带是
    A. 子宫骶韧带　　　　　　　　　　B. 子宫圆韧带
    C. 子宫主韧带　　　　　　　　　　D. 子宫阔韧带
    E. 骨盆漏斗韧带

20. 手术时识别输卵管的标志是
    A. 输卵管子宫部　　　　　　　　　B. 输卵管峡
    C. 输卵管壶腹　　　　　　　　　　D. 输卵管伞
    E. 子宫阔韧带

21. 防止子宫脱垂的韧带是
    A. 子宫骶韧带　　　　　　　　　　B. 子宫主韧带
    C. 子宫圆韧带　　　　　　　　　　D. 子宫阔韧带
    E. 骨盆漏斗韧带

22. 乳腺手术切口的方向通常为
    A. 环形
    B. 垂直形
    C. 以乳头为中心呈放射状切口
    D. 水平形
    E. 楔形

23. 必须通过腹膜腔才能手术的脏器是
    A. 膀胱　　　　　　　　B. 子宫　　　　　　　　C. 阑尾
    D. 肾　　　　　　　　　E. 直肠

24. 下列关于腹膜腔的描述,正确的是
    A. 由壁腹膜和脏腹膜围成
    B. 有大量浆液润滑和减少脏器间的摩擦
    C. 有消化吸收功能
    D. 包裹所有的腹腔脏器
    E. 男性的腹膜腔与外界相通

25. 下列属于腹膜间位器官的是
    A. 胃　　　　　　　　　B. 肝　　　　　　　　　C. 脾
    D. 肾　　　　　　　　　E. 阑尾

A2 型题

1. 患者,女,32 岁,停经 46 天,以突发右下腹撕裂样痛伴阴道少量流血就诊,血压 85/55mmHg,全腹压痛、反跳痛,考虑为输卵管妊娠破裂,为明确诊断,拟行诊断性穿刺,最适宜的穿刺部位是
    A. 阴道穹前部　　　　　B. 阴道穹后部　　　　　C. 阴道穹侧部
    D. 经腹前壁　　　　　　E. 经直肠前壁

2. 患者,男,70 岁,以进行性排尿困难 6 个月到泌尿外科就诊。既往无其他病史。医生为其查体并进行直肠指诊,考虑最有可能的病变器官是
    A. 前列腺　　　　　　　B. 精囊　　　　　　　　C. 输精管
    D. 直肠　　　　　　　　E. 膀胱

3. 患者,女,40 岁,经产妇,孕 2 产 2,均为自然生产。第 2 胎产后阴道肿物脱出 1 年,运动后脱出明显,夜间休息时能自行回纳部分。临床诊断为子宫脱垂,考虑病因为分娩损伤所致,可能损伤的韧带是
    A. 子宫阔韧带　　　　　B. 骶子宫韧带　　　　　C. 子宫主韧带
    D. 子宫圆韧带　　　　　E. 骶结节韧带

答案

A1 型题

1. C	2. A	3. B	4. D	5. E	6. A	7. C	8. A	9. C	10. C
11. D	12. C	13. A	14. C	15. B	16. E	17. B	18. C	19. D	20. D
21. B	22. C	23. C	24. A	25. B					

A2 型题

1. B　　　　2. A　　　　3. C

(倪秀芹)

第八章 脉管系统

第一节 心

一、实验指导

(一) 实验方法

心的体积较小,但在人体中具有十分重要的地位,实验时应理清思路,把握重点。首先应在整体标本上认识心的位置、毗邻及心包,然后在离体心标本上观察心的外形、结构及心腔内部构造,重点是在熟悉血液流动方向的基础上,认识心腔出入口处瓣膜的结构特点;心传导系是心电图检查的解剖学基础,但并不能在标本上观察到,应结合模型理解心兴奋的传导途径。

(二) 实验内容

观察心在胸腔内的位置和毗邻以及心包的形态,认识主要心包窦的位置;观察离体心的外形,结合活体熟悉心尖搏动的体表投影,观察心表面的4条沟及走行其内的血管;观察右心房、右心室、左心房、左心室的内部结构,重点观察三尖瓣、肺动脉瓣、二尖瓣和主动脉瓣的形态特点;观察房间隔和室间隔的位置、形态;结合模型观察心传导系主要结构的位置。

二、学习指导

(一) 学习目标

掌握　脉管系统的组成和基本功能;心血管系统的组成,心的位置、外形和各心腔的主要结构特点。

熟悉　心间隔的形态和薄弱区,心传导系的组成、位置及功能,心包的构成和心包腔的概念。

了解　血液循环及体循环、肺循环的概念和作用,心壁的结构。

(二) 学习要点

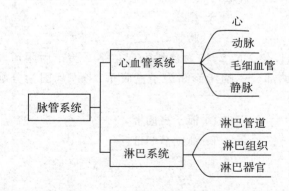

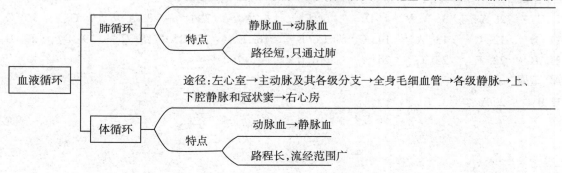

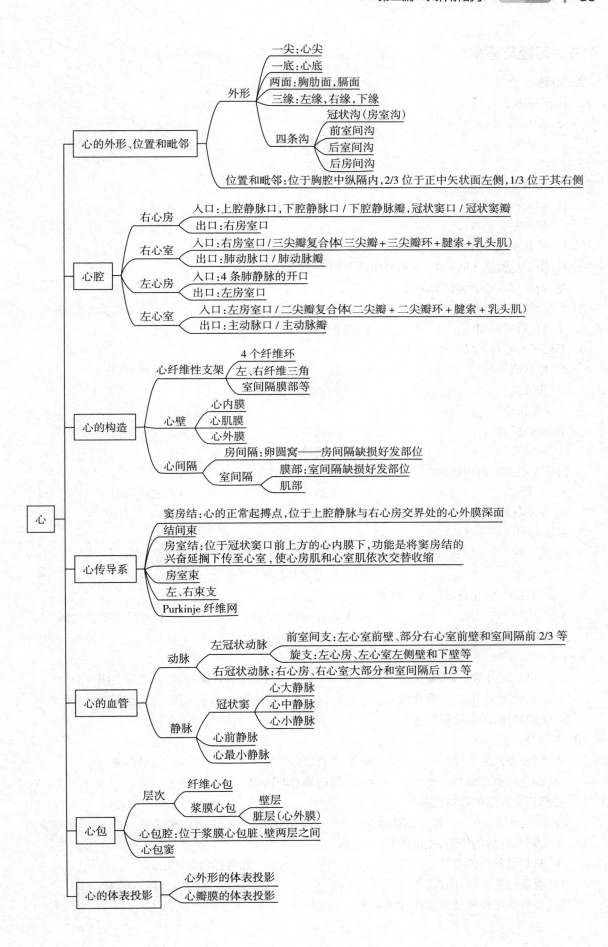

一尖:心尖
一底:心底
两面:胸肋面,膈面
三缘:左缘,右缘,下缘
外形
冠状沟(房室沟)
前室间沟
四条沟
后室间沟
后房间沟
位置和毗邻:位于胸腔中纵隔内,2/3 位于正中矢状面左侧,1/3 位于其右侧

心的外形、位置和毗邻

入口:上腔静脉口,下腔静脉口 / 下腔静脉瓣,冠状窦口 / 冠状窦瓣
右心房
出口:右房室口
入口:右房室口 / 三尖瓣复合体(三尖瓣 + 三尖瓣环 + 腱索 + 乳头肌)
右心室
出口:肺动脉口 / 肺动脉瓣
心腔
入口:4 条肺静脉的开口
左心房
出口:左房室口
入口:左房室口 / 二尖瓣复合体(二尖瓣 + 二尖瓣环 + 腱索 + 乳头肌)
左心室
出口:主动脉口 / 主动脉瓣

4 个纤维环
心纤维性支架
左、右纤维三角
室间隔膜部等
心内膜
心的构造
心壁
心肌膜
心外膜
房间隔:卵圆窝——房间隔缺损好发部位
心间隔
膜部:室间隔缺损好发部位
室间隔
肌部

心

窦房结:心的正常起搏点,位于上腔静脉与右心房交界处的心外膜深面
结间束
房室结:位于冠状窦口前上方的心内膜下,功能是将窦房结的
兴奋延搁下传至心室,使心房肌和心室肌依次交替收缩
心传导系
房室束
左、右束支
Purkinje 纤维网

前室间支:左心室前壁、部分右心室前壁和室间隔前 2/3 等
左冠状脉
旋支:左心房、左心室左侧壁和下壁等
动脉
右冠状动脉:右心房、右心室大部分和室间隔后 1/3 等
心的血管
心大静脉
冠状窦
心中静脉
静脉
心小静脉
心前静脉
心最小静脉

纤维心包
层次
壁层
浆膜心包
脏层(心外膜)
心包
心包腔:位于浆膜心包脏、壁两层之间
心包窦

心外形的体表投影
心的体表投影
心瓣膜的体表投影

三、习题及答案

A1 型题

1. 体循环终于
   - A. 右心房
   - B. 右心室
   - C. 左心房
   - D. 左心室
   - E. 上、下腔静脉

2. 心尖
   - A. 朝向左后下方
   - B. 朝向右后下方
   - C. 朝向左后上方
   - D. 朝向左前下方
   - E. 位于左侧第 5 肋间隙、左锁骨中线外侧 1~2cm 处

3. 左、右心室在心表面的分界是
   - A. 冠状沟
   - B. 心尖
   - C. 出入心的大血管根部
   - D. 前、后室间沟
   - E. 房间沟

4. **不属于**右心房的结构是
   - A. 梳状肌
   - B. 肉柱
   - C. 冠状窦口
   - D. 卵圆窝
   - E. 下腔静脉口

5. 三尖瓣位于
   - A. 主动脉口
   - B. 肺动脉口
   - C. 左房室口
   - D. 右房室口
   - E. 冠状窦口

6. 防止左心室的血逆流到左心房的瓣膜是
   - A. 二尖瓣
   - B. 三尖瓣
   - C. 主动脉瓣
   - D. 肺动脉瓣
   - E. 冠状窦瓣

7. 最靠右侧的心腔是
   - A. 右心房
   - B. 右心室
   - C. 左心房
   - D. 左心室
   - E. 左心房和右心室

8. 心室舒张时,防止血液逆流的装置是
   - A. 二尖瓣和三尖瓣
   - B. 主动脉瓣和三尖瓣
   - C. 肺动脉瓣和二尖瓣
   - D. 主动脉瓣和肺动脉瓣
   - E. 主动脉瓣和二尖瓣

9. 右心室收缩时
   - A. 主动脉瓣开放,二尖瓣关闭
   - B. 肺动脉瓣开放,三尖瓣关闭
   - C. 主动脉瓣关闭,二尖瓣开放
   - D. 肺动脉瓣关闭,三尖瓣开放
   - E. 主动脉瓣、肺动脉瓣同时关闭

10. 卵圆窝
    - A. 在左室间隔上
    - B. 在右心房内
    - C. 在左心房
    - D. 出生时就存在
    - E. 在房间隔右心房侧下部

11. 心肌正常收缩的起搏点是
    - A. 窦房结
    - B. 房室结
    - C. 结间束
    - D. 房室束
    - E. 房室交点

12. 关于冠状动脉的描述,正确的是
    - A. 只是营养心的动脉
    - B. 起自肺动脉起始部
    - C. 前室间支来自右冠状动脉
    - D. 左冠状动脉发出后室间支
    - E. 心肌梗死最常发生于右冠状动脉

13. 心的静脉

    A. 全部注入冠状窦　　　　　B. 注入上腔静脉　　　　　C. 注入冠状窦和各心腔

    D. 随意注入各心腔　　　　　E. 可注入心大静脉

14. 关于纤维心包的描述,正确的是

    A. 分为脏层和壁层　　　　　　　　　B. 下方与膈胸膜相贴

    C. 向上与大血管外膜相延续　　　　　D. 在大血管根部移行为心外膜

    E. 可分泌浆液

15. 人体直立时,心包腔的最低点是

    A. 心包横窦　　　　　　　　B. 心包斜窦　　　　　　　　C. 心包前下窦

    D. 心包左窦　　　　　　　　E. 心包右窦

A2 型题

1. 患者,女,44 岁,有慢性风湿性心脏病史 10 年余,超声检查示左心室入口关闭不全,该患者发生异常的瓣膜是

    A. 二尖瓣　　　　　　　　　B. 三尖瓣　　　　　　　　　C. 主动脉瓣

    D. 肺动脉瓣　　　　　　　　E. 肺静脉瓣

2. 患者,男,23 岁,因偶发心悸就诊。门诊心电图检查:心率 104 次 /min,窦性心动过速。该患者心的起搏点位于

    A. 窦房结　　　　　　　　　B. 房室结　　　　　　　　　C. 房室束

    D. 结间束　　　　　　　　　E. 左、右束支

3. 患者,男,65 岁,因胸前区压榨性疼痛半小时就诊。心电图检查提示急性前壁心肌梗死。应首先考虑冠状动脉阻塞的分支是

    A. 左冠状动脉主干　　　　　B. 前室间支　　　　　　　　C. 旋支

    D. 右冠状动脉　　　　　　　E. 右旋支

4. 患者,女,23 岁,因胸痛、呼吸短促就诊入院。床边超声提示心包积液,医生在心电监护下实行心包腔穿刺术,穿刺点为左剑肋角处。穿刺针最终进入的心包窦是

    A. 心包横窦　　　　　　　　B. 心包斜窦　　　　　　　　C. 心包前下窦

    D. 心包垂直窦　　　　　　　E. 心包后上窦

答案

A1 型题

1. A　　2. D　　3. D　　4. B　　5. D　　6. A　　7. A　　8. D　　9. B　　10. E

11. A　　12. A　　13. C　　14. C　　15. C

A2 型题

1. A　　2. A　　3. B　　4. C

(庞　刚)

第二节　动　脉

一、实验指导

(一) 实验方法

　　动脉实验时,首先要在标本上观察小循环和大循环的动脉主干的行程和分支。包括:①动脉的走行;②动脉的主要分支;③主要分支的分布范围;④思考临床行动脉穿刺时,选择哪条动脉,并从解剖学角度解

释原因。

(二) 实验内容

观察肺动脉干走行、动脉韧带。观察升主动脉、主动脉弓、胸主动脉和腹主动脉的走行。观察主动脉弓的三大分支,观察头臂动脉分为右颈总动脉和右锁骨下动脉的情况。观察颈总动脉、颈内动脉、颈外动脉,颈动脉窦、颈动脉小球。观察颈外动脉的分支、分布情况。锁骨下动脉、腋动脉、肱动脉、尺动脉和桡动脉。观察锁骨下动脉的分支、分布情况。观察肱动脉、桡动脉和尺动脉的分支、分布情况。观察掌浅弓和掌深弓的组成和分支。观察胸主动脉的脏支和壁支。观察腹主动脉的脏支和壁支。观察腹腔干的分支和分布情况。观察肠系膜上动脉和肠系膜下动脉的分支和分布情况。观察髂总动脉、髂内动脉和髂外动脉。观察髂内动脉的分支和分布情况。观察股动脉、腘动脉、胫前动脉、足背动脉、胫后动脉、足底内侧动脉和足底外侧动脉。观察股动脉的分支和分布情况。观察腘动脉的分支和分布情况。

二、学习指导

(一) 学习目标

掌握 主动脉的起止、行程、分部;颈总动脉的起止、行程、颈动脉窦的位置;颈外动脉的行程及主要分支;头颈部和上肢部动脉搏动点及压迫止血部位;胸主动脉起止、行程;腹主动脉起止、行程和分支;腹腔干,肠系膜上、下动脉的分支和分布;子宫动脉与输尿管的关系;髂总、髂内、外动脉的起止行程及腹壁下动脉;股动脉、胫前、后动脉和足背动脉的起止、行程、分布及其主要分支和股深动脉。

熟悉 肱动脉、尺动脉、桡动脉的行程;掌浅弓、掌深弓组成、位置、分支和分布;肋间后动脉的行程和分支;肾动脉、睾丸动脉(或卵巢动脉)行程。

了解 肩胛下动脉、肱深动脉、骨间总动脉;支气管动脉和食管动脉;腰动脉、肾上腺动脉、膈下动脉;腹壁浅动脉、旋髂浅动脉、阴部外动脉。

(二) 学习要点

1. 体循环的动脉主干

主动脉:升主动脉 ⟶ 主动脉弓 ⟶ 降主动脉 ⟶ 左右髂总动脉 ⟶ 髂内动脉、髂外动脉

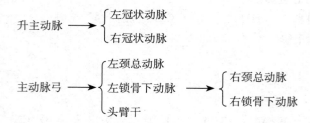

2. 头颈部的动脉

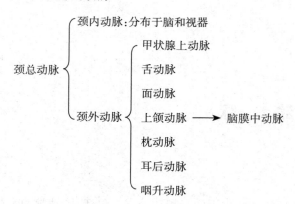

3. 上肢的动脉

锁骨下动脉 ⟶ 腋动脉 ⟶ 肱动脉 ⟶ 尺动脉、桡动脉

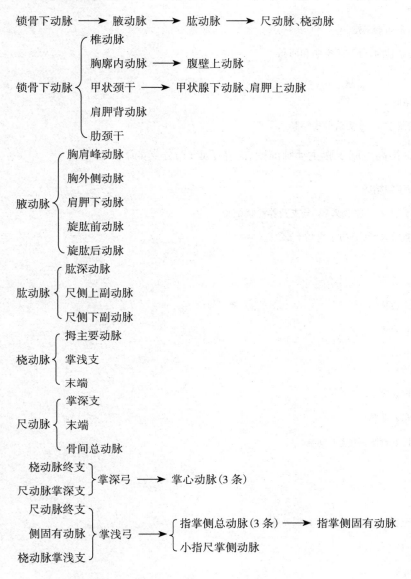

锁骨下动脉 {
椎动脉
胸廓内动脉 ⟶ 腹壁上动脉
甲状颈干 ⟶ 甲状腺下动脉、肩胛上动脉
肩胛背动脉
肋颈干
}

腋动脉 {
胸肩峰动脉
胸外侧动脉
肩胛下动脉
旋肱前动脉
旋肱后动脉
}

肱动脉 {
肱深动脉
尺侧上副动脉
尺侧下副动脉
}

桡动脉 {
拇主要动脉
掌浅支
末端
}

尺动脉 {
掌深支
末端
骨间总动脉
}

桡动脉终支、尺动脉掌深支 } 掌深弓 ⟶ 掌心动脉(3 条)

尺动脉终支、侧固有动脉、桡动脉掌浅支 } 掌浅弓 ⟶ {
指掌侧总动脉(3 条) ⟶ 指掌侧固有动脉
小指尺掌侧动脉
}

4. 胸主动脉的主要分支

分支 {
壁支:肋间后动脉、肋下动脉和膈上动脉
脏支:支气管动脉、食管动脉和心包动脉
}

5. 腹主动脉的主要分支

(1) 腹腔干:在主动脉裂孔下方起自腹主动脉,迅即分为 3 支:

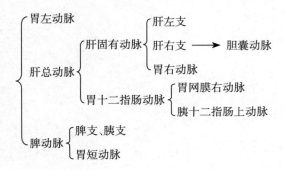

{
胃左动脉
肝总动脉 {
肝固有动脉 {
肝左支
肝右支 ⟶ 胆囊动脉
胃右动脉
}
胃十二指肠动脉 {
胃网膜右动脉
胰十二指肠上动脉
}
}
脾动脉 {
脾支、胰支
胃短动脉
}
}

（2）肠系膜上动脉：在腹腔干稍下方起自腹主动脉，进入小肠系膜根，其分支如下：

胰十二指肠下动脉：分支营养胰头和十二指肠

空肠动脉和回肠动脉：行于小肠系膜内，分布于空肠和回肠

回结肠动脉 ⟶ 阑尾动脉

右结肠动脉：向右行，分支至升结肠

中结肠动脉：向前偏右进入横结肠系膜，分支营养横结肠

（3）肠系膜下动脉：约平第 3 腰椎高度起于腹主动脉前壁，向左下走行，分支如下：

左结肠动脉：横行向左，分支分布于降结肠

乙状结肠动脉：2~3 支，向左下方进入乙状结肠系膜，分支营养乙状结肠

直肠上动脉：为肠系膜下动脉的直接延续，分布于直肠上部

6. 盆部的动脉

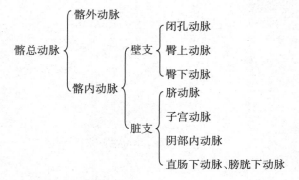

髂总动脉 ┬ 髂外动脉
         └ 髂内动脉 ┬ 壁支 ┬ 闭孔动脉
                          ├ 臀上动脉
                          └ 臀下动脉
                     └ 脏支 ┬ 脐动脉
                            ├ 子宫动脉
                            ├ 阴部内动脉
                            └ 直肠下动脉、膀胱下动脉

7. 下肢的动脉

（1）股动脉行程和主要分支：

在股三角内下行 ⟶ 经收肌管至腘窝 ⟶ 移行为腘动脉。

主要分支为股深动脉 ┬ 旋股内侧动脉
                   ├ 旋股外侧动脉
                   └ 穿动脉（3~4 支）

（2）腘动脉行程和主要分支：

在腘窝深部下行 ⟶ 至腘肌下缘分为胫前、胫后动脉。

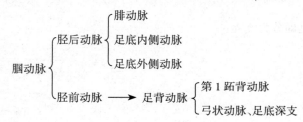

腘动脉 ┬ 胫后动脉 ┬ 腓动脉
       │   ├ 足底内侧动脉
       │   └ 足底外侧动脉
       └ 胫前动脉 ⟶ 足背动脉 ┬ 第 1 跖背动脉
                             └ 弓状动脉、足底深支

三、习题及答案

A1 型题

1. **不是**颈外动脉分支的是
   - A. 甲状腺上动脉
   - B. 舌动脉
   - C. 面动脉
   - D. 甲状腺下动脉
   - E. 上颌动脉

2. 脑膜中动脉
   - A. 发自上颌动脉
   - B. 发自颈外动脉
   - C. 发自颈内动脉
   - D. 经卵圆孔进入颅腔
   - E. 营养颅后窝的硬脑膜

3. 甲状腺下动脉
   - A. 起自颈总动脉
   - B. 与甲状腺下静脉伴行
   - C. 与喉返神经发生交叉
   - D. 越过颈动脉鞘前面
   - E. 经气管颈段前面

4. 关于动脉体表搏动触摸点的描述,正确的是
   - A. 面动脉可以在外耳门前方摸到
   - B. 足背动脉可以在内外踝中点前方触摸到
   - C. 桡动脉在前臂上部触摸到
   - D. 颞浅动脉可在下颌骨咬肌前缘触摸到
   - E. 肱动脉通常在肱二头肌外侧沟触摸到

5. 营养胃底的动脉是
   - A. 胃短动脉
   - B. 胃网膜左右动脉
   - C. 胃左右动脉
   - D. 肝固有动脉
   - E. 脾动脉

6. **不属于**腹腔干各级分支的是
   - A. 胃短动脉
   - B. 胃右动脉
   - C. 胰十二指肠上动脉
   - D. 胆囊动脉
   - E. 胰十二指肠下动脉

7. 胆囊动脉多来源于
   - A. 胃左动脉
   - B. 胃右动脉
   - C. 肝固有动脉左支
   - D. 肝固有动脉右支
   - E. 胰十二指肠上动脉

8. 阑尾动脉多来源于
   - A. 右结肠动脉
   - B. 左结肠动脉
   - C. 中结肠动脉
   - D. 回结肠动脉
   - E. 胰十二指肠下动脉

答案

A1 型题

1. D　　2. A　　3. C　　4. B　　5. A　　6. E　　7. D　　8. D

（郑德宇）

第三节　静　脉

一、实验指导

(一) 实验方法

静脉实验时,要在标本上首先观察:①静脉与动脉的区别;②上腔静脉及其属支;③下腔静脉及其属支;

④肝门静脉及其属支;⑤思考浅静脉在临床护理中的应用,思考如何用解剖学的知识解释肝门静脉高压患者出现的各种临床症状。

（二）实验内容

观察上腔静脉、头臂静脉、锁骨下静脉、颈内静脉。观察面静脉、翼静脉丛、颞浅静脉、上颌静脉、枕静脉、颈外静脉。观察上肢的浅静脉,头静脉、贵要静脉、肘正中静脉。观察髂总静脉、髂内静脉、髂外静脉、股静脉、腘静脉、胫前静脉、胫后静脉。观察下肢的浅静脉,大隐静脉、小隐静脉。观察肝门静脉及其属支,肝门静脉系和腔静脉系吻合的部分和参与的血管。

二、学习指导

（一）学习目标

掌握　上、下腔静脉、无名静脉、髂总静脉的组成和起止、行程;翼静脉丛、静脉角;颈内静脉、锁骨下静脉、髂内静脉、髂外静脉的起止、行程和属支;颈外浅静脉、头静脉、贵要静脉、大隐静脉的起止、行程;门静脉特点(组成、行程及属支),门静脉的吻合及临床意义。

熟悉　奇静脉,半奇静脉、副半奇静脉;肘正中静脉、小隐静脉;阴部外静脉、腹壁浅静脉、旋髂浅静脉。

了解　肺静脉;咽静脉、舌静脉、甲状腺上静脉和甲状腺中静脉。

（二）学习要点

1. 头颈部的静脉

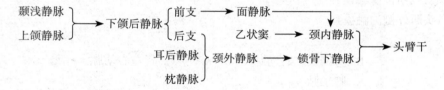

2. 上肢的静脉

深静脉与同名动脉伴行,浅静脉位于浅筋膜内。

头静脉:
手背静脉网桡侧 ——→ 向上经前臂及臂的外侧 ——→ 胸大肌三角肌间沟 ——→ 注入腋静脉或锁骨下静脉

贵要静脉:
手背静脉网尺侧 ——→ 向上经前臂及臂的内侧一穿深筋膜注入肱静脉,或注入腋静脉

肘正中静脉:通常在肘窝处连接头静脉和贵要静脉

3. 胸部的静脉

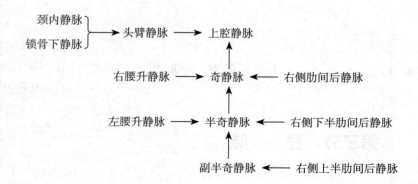

4. 腹盆部的静脉

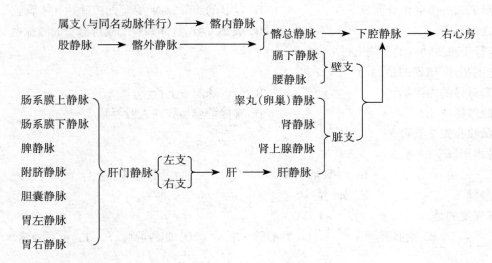

5. 下肢的静脉

深静脉与同名动脉伴行,浅静脉位于浅筋膜内。浅静脉主要有大隐静脉和小隐静脉,大隐静脉注入股静脉前有下述五个属支:

> 股内侧浅静脉
>
> 股外侧浅静脉
>
> 阴部外静脉
>
> 腹壁浅静脉
>
> 旋髂浅静脉

(1) 大隐静脉:

足背静脉弓内侧 ⟶ 内踝前方 ⟶ 沿小腿内侧 ⟶ 膝关节内后方 ⟶ 大腿前面 ⟶ 股静脉

(2) 小隐静脉:

足背静脉弓外侧 ⟶ 外踝后方 ⟶ 沿小腿后面 ⟶ 腘窝穿深筋膜 ⟶ 腘静脉

三、习题及答案

A1 型题

1. 对上肢浅静脉的描述,正确的是

  A. 主要包括头静脉、贵要静脉和肱静脉　　　　B. 头静脉注入肱静脉

  C. 贵要静脉注入锁骨下静脉　　　　D. 肘正中静脉在肘窝连接贵要静脉和头静脉

  E. 均与同名动脉伴行

2. 头静脉

  A. 起于手背静脉网尺侧　　　　B. 沿前臂和臂内侧上行

  C. 在臂中点稍下方穿深筋膜注入肱静脉　　　　D. 末段走行于三角胸大肌沟内

  E. 在肘窝处,通过肘正中静脉与肱静脉相交通

3. 奇静脉直接注入

  A. 下腔静脉　　　　B. 上腔静脉　　　　C. 右头臂静脉

  D. 右心房　　　　E. 半奇静脉

4. 关于下腔静脉的合成、走行及注入的描述,正确的是
   A. 由髂内静脉和髂外静脉汇合而成　　　　B. 经肝的腔静脉沟,穿膈的腔静脉孔入胸腔
   C. 穿心包注入左心房　　　　　　　　　　D. 收集下肢、盆部和腹部成对器官的静脉血
   E. 在腹部,走行于腹主动脉的左侧上行

5. 关于大隐静脉的描述,**错误**的是
   A. 起于足背静脉弓的内侧端　　　　　　　B. 经内踝前方上行
   C. 在大腿内侧伴隐神经　　　　　　　　　D. 穿隐静脉裂孔注入股静脉
   E. 注入股静脉前收集 5 条属支

6. **不是**下腔静脉本干属支的是
   A. 肾静脉　　　　　　　B. 右睾丸静脉　　　　　　　　C. 肝静脉
   D. 右肾上腺静脉　　　　E. 肝门静脉

7. **不是**肝门静脉属支的是
   A. 胃左静脉　　　　B. 附脐静脉　　　　C. 肾静脉　　　　D. 胆囊静脉　　　　E. 胃右静脉

答案

A1 型题

1. D　　2. D　　3. B　　4. B　　5. C　　6. E　　7. C

(郑德宇)

第四节　淋 巴 管 道

一、实验指导

(一) 实验方法

淋巴管道实验时,先在兔标本上观察四肢的淋巴管及与淋巴管相连的淋巴结;在人体标本上观察乳糜池和与之相连的胸导管,观察胸导管和右淋巴导管注入静脉角的部位。

(二) 实验内容

观察兔标本于脚蹼注射墨汁后显现的淋巴管及与之相连的淋巴结。观察人体标本上的乳糜池,左、右腰干和肠干。观察乳糜池向上移行为胸导管的行程及注入左静脉角的部位。观察胸导管注入左静脉角前收纳的左颈干、左锁骨下干和左支气管纵隔干。观察右淋巴导管注入右静脉角的部位及右淋巴导管的属支:右颈干、右锁骨下干和右支气管纵隔干。

二、学习指导

(一) 学习目标

掌握　淋巴系统的组成;淋巴管道的组成;胸导管的位置、起止、合成及行程,右淋巴导管的合成及两个导管的收集范围;全身 9 个淋巴干的收集范围。

熟悉　无毛细淋巴管分布的器官。

了解　毛细淋巴管、淋巴管的特点。

(二) 学习要点

1. 右淋巴导管的合成

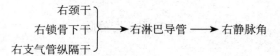

2. 胸导管的合成

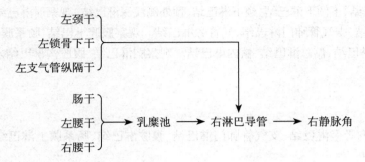

（郑德宇）

第五节　淋巴器官和淋巴组织

一、实验指导

(一) 实验方法

淋巴器官实验时,要在标本上首先观察:①淋巴结的形态;②脾的形态;③胸腺的形态。

(二) 实验内容

观察淋巴结、脾、胸腺和扁桃体。孤立和集合淋巴滤泡。

二、学习指导

(一) 学习目标

掌握　淋巴结形态、脾。

熟悉　胸腺和扁桃体。

了解　孤立和集合淋巴滤泡分布区域。

(二) 学习要点

脾的形态

上缘 —— 脾切迹

下缘

前端

后端

膈面

脏面 —— 脾门

（郑德宇）

第六节　人体各部的淋巴结和淋巴引流

一、实验指导

(一) 实验方法

人体各部的淋巴结实验时,要在标本上观察:①头颈部的淋巴结;②上肢的淋巴结;③胸部的淋巴结;④腹部的淋巴结;⑤盆部的淋巴结;⑥下肢的淋巴结。

（二）实验内容

观察枕淋巴结、乳突淋巴结、腮腺淋巴结、下颌下淋巴结、颏下淋巴结、颈外侧浅深淋巴结。观察肘淋巴结、腋淋巴结。观察胸骨旁淋巴结、肋间淋巴结、支气管肺门淋巴结、气管旁淋巴结。观察腹腔淋巴结、肠系膜上淋巴结、肠系膜下淋巴结、腰淋巴结、髂外淋巴结、髂总淋巴结、髂内淋巴结。观察腘淋巴结、腹股沟淋巴结。

二、学习指导

（一）学习目标

掌握 颈外侧深淋巴结、腋淋巴结、胸骨旁淋巴结、支气管肺门淋巴结、腹腔淋巴结、肠系膜上淋巴结、肠系膜下淋巴结、腰淋巴结、腹股沟淋巴结。

熟悉 髂内淋巴结、髂外淋巴结、髂总淋巴结、支气管肺门淋巴结、肘淋巴结、气管旁淋巴结、腘淋巴结。

了解 枕淋巴结、乳突淋巴结、腮腺淋巴结、下颌下淋巴结和颏下淋巴结。

（二）学习要点

1. 头部的淋巴结和淋巴引流

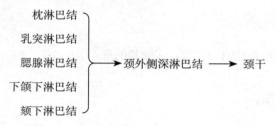

2. 上肢的淋巴结和淋巴引流

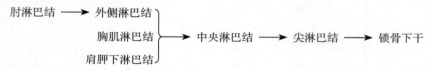

3. 胸部的淋巴结和淋巴引流

肺门淋巴结 ⟶ 气管支气管淋巴结 ⟶ 气管旁淋巴结
膈上淋巴结 ⟶ 纵隔前淋巴结 ⟶ 支气管纵隔干

4. 腹腔的淋巴结和淋巴引流

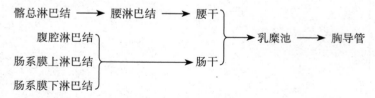

5. 下肢的淋巴结和淋巴引流

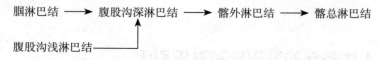

三、习题及答案

A1 型题

1. 胸导管注入

    A. 左静脉角   B. 上腔静脉   C. 右静脉角

    D. 左头臂静脉   E. 右头臂静脉

2. **不属于**胸导管属支的是

    A. 左腰干   B. 右腰干   C. 左颈干   D. 右颈干   E. 肠干

3. 脾的形态和位置

    A. 大部分位于左季肋区,小部分位于腹上区

    B. 长轴与第 12 肋一致

    C. 左肋弓下能触及

    D. 上缘锐利有 2~3 个脾切迹

    E. 膈面中央有脾门

4. 腋淋巴结**不包括**

    A. 外侧淋巴结   B. 中央淋巴结   C. 胸肌淋巴结

    D. 胸骨旁淋巴结   E. 尖淋巴结

5. 属于淋巴器官的是

    A. 肝   B. 胰   C. 脾   D. 小肠   E. 结肠

6. 脾

    A. 位于腹上区   B. 位于左季肋区,长轴平第 10 肋

    C. 8~11 肋深面   D. 为空腔脏器

    E. 质硬而坚韧

7. 关于胸导管的叙述,**错误**的是

    A. 起始部由左、右腰干和肠干汇合而成   B. 穿膈肌的主动脉裂孔进入胸腔

    C. 沿胸主动脉和奇静脉之间上行   D. 在颈根部呈弓状弯曲,注入左静脉角

    E. 其颈段收纳左、右颈干

答案

A1 型题

1. A   2. D   3. D   4. D   5. C   6. B   7. E

(郑德宇)

第九章　内分泌系统

一、实验指导

(一) 实验方法

内分泌系统实验时,主要在多个标本上分别观察各内分泌腺的位置和形态。由于内分泌腺位置比较分散,有的还比较小,因此需要配合多个标本,耐心、细致地进行观察。观察标本时动作要轻柔避免损坏标本。

(二) 实验内容

在头正中矢状切标本上观察垂体的位置和形态,在颈部标本上观察甲状腺的位置和形态,在颈部标本上翻起甲状腺观察甲状旁腺的位置和形态,在腹后壁标本上观察肾上腺的位置和形态,在幼儿脑正中矢状切标本上观察松果体的位置和形态。

二、学习指导

(一) 学习目标

掌握　内分泌系统的组成和功能,垂体、甲状腺和肾上腺的位置、形态及功能。

熟悉　松果体、甲状旁腺的位置、形态及功能。

了解　内分泌组织的分布概况。

(二) 学习要点

内分泌系统的学习以各内分泌腺的位置、形态和功能为重点内容,要将垂体的分部与其功能相结合、肾上腺的结构与其相关功能结合进行理解和记忆。

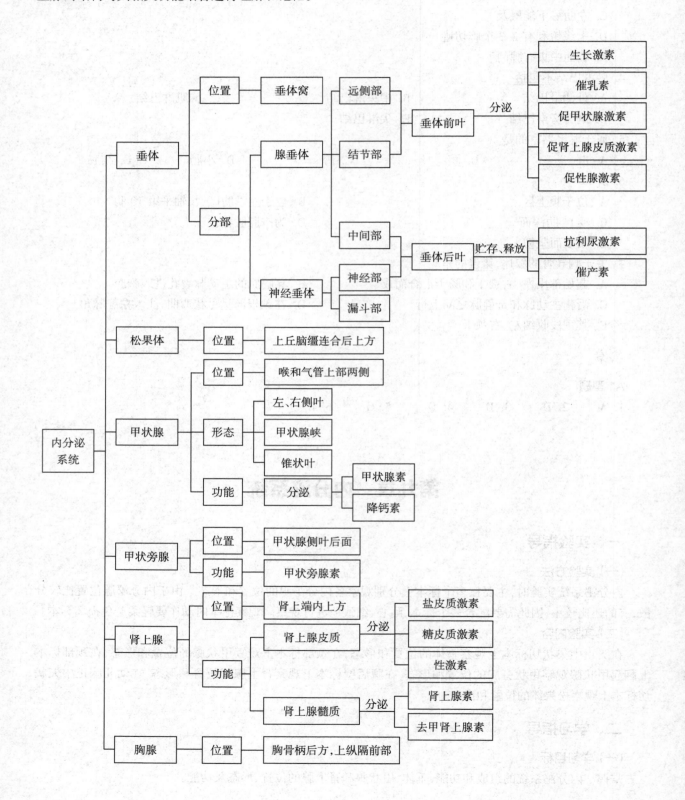

三、习题及答案

A1 型题

1. 关于内分泌腺的描述,**错误**的是
   A. 又称无管腺　　　　　　　B. 体积较小　　　　　　　C. 重量较轻
   D. 血液供应丰富　　　　　　E. 结构不随年龄而变化

2. 内分泌腺**不包括**
   A. 甲状腺　　　　　　　　　B. 垂体　　　　　　　　　C. 甲状旁腺
   D. 黄体　　　　　　　　　　E. 肾上腺

3. 关于内分泌腺分泌激素的描述,**错误**的是
   A. 垂体分泌垂体素　　　　　　　　　B. 甲状腺分泌甲状腺素
   C. 甲状旁腺分泌甲状旁腺素　　　　　D. 肾上腺分泌肾上腺素
   E. 胰岛分泌胰岛素

4. 关于垂体的描述,**错误**的是
   A. 分为腺垂体和神经垂体　　　　　　B. 腺垂体包括远侧部、中间部和结节部
   C. 神经垂体包括漏斗和神经部　　　　D. 漏斗由正中隆起和漏斗柄组成
   E. 腺垂体即垂体前叶,神经垂体即垂体后叶

5. 腺垂体分为
   A. 前叶、中间部和后叶　　　B. 远侧部、中间部、近侧部　　C. 远侧部、结节部、漏斗部
   D. 远侧部、结节部、中间部　　E. 远侧部和结节部

6. 神经垂体的功能是
   A. 神经内分泌功能　　　　　　　　　B. 调节腺垂体的功能
   C. 储存和释放下丘脑激素的部位　　　D. 分泌抗利尿激素的部位
   E. 支持和营养腺垂体的部位

7. 垂体**不分泌**
   A. 生长激素　　　　　　　　B. 催乳素　　　　　　　　C. 促甲状腺激素
   D. 催产素　　　　　　　　　E. 促性腺激素

8. 下列疾病中,与垂体激素分泌或释放异常**无关**的是
   A. 尿崩症　　　　　　　　　B. 巨人症　　　　　　　　C. 呆小病
   D. 生长激素缺乏性侏儒症　　E. 肢端肥大症

9. 关于松果体的描述,**错误**的是
   A. 属于上丘脑一部分
   B. 位于缰连合后上方
   C. 合成、分泌褪黑素
   D. 儿童期分泌不足可导致性发育迟缓
   E. 16 岁以后钙化,可作为 X 线诊断颅内病变的定位标志

10. 关于甲状腺的描述,正确的是
   A. 位于喉下部与气管上部的两侧和后面　　B. 呈灰黄色
   C. 侧叶下端可达第 3 或第 4 气管软骨环　　D. 峡位于第 1~2 气管软骨环的前方
   E. 固定在喉和气管壁上,吞咽时可随喉上、下移动

11. 成人生长激素分泌增多可引起
   A. 巨人症　　　　　　　　　B. 肢端肥大症　　　　　　C. 呆小病
   D. 生长激素缺乏性侏儒症　　E. 尿崩症

12. 关于肾上腺的描述,正确的是
    A. 位于腹膜腔内   B. 左、右各 1 对
    C. 血液供应丰富,呈棕红色   D. 左肾上腺呈半月形,右肾上腺呈三角形
    E. 附于肾上端的内上方,故当肾下垂时随之下降

13. 由肾上腺皮质分泌的激素是
    A. 肾上腺素   B. 降钙素   C. 催产素   D. 催乳素   E. 糖皮质激素

A2 型题

患者,女,30 岁,患甲状腺癌,行甲状腺全切术后第 2 天出现口唇手指麻木,四肢抽搐,但呼吸顺畅。考虑可能引发的原因是
    A. 一侧喉返神经损伤   B. 一侧喉上神经损伤   C. 双侧喉返神经损伤
    D. 双侧喉上神经损伤   E. 甲状旁腺损伤

答案

A1 型题

1. E   2. D   3. A   4. E   5. D   6. C   7. D   8. C   9. D   10. E
11. B   12. D   13. E

A2 型题

E

(倪秀芹)

第十章 神 经 系 统

第一节 概述、脊髓、脑干

一、实验指导

(一) 实验方法

神经系统内容抽象,难理解。实验时应遵循以下方法:①系统思维,即神经系统的核心是讲反射弧;②神经核、神经纤维大多不易观察,实验时需将标本和模型结合起来观察;③每次实验老师须给学生明确要求,学生自主学习,最后示教;④课后画脑干外形。

(二) 实验内容

观察灰质与白质、皮质与髓质、神经核与神经节、神经与神经纤维的形态;观察脊髓的位置,脊髓表面的沟、裂及脊神经节、脊髓圆锥、马尾等结构;观察脑干腹侧、背侧的结构及神经;观察脑神经核、非脑神经核的位置及名称。

二、学习指导

(一) 学习目标

掌握 脊髓的位置、外形及灰质的主要核团,薄束、楔束、脊髓丘脑束和皮质脊髓侧束的位置和功能;脑干的组成、位置和各部外形特点,脑神经核的位置和功能,薄束核、楔束核、黑质的位置和功能,内侧丘系、脊髓丘系、外侧丘系、三叉丘系和锥体束的概念和功能。

熟悉 菱形窝的结构;脑干网状结构的概念和功能。

了解 脊髓的主要功能;脑干内非脑神经核的名称、位置。

（二）学习要点

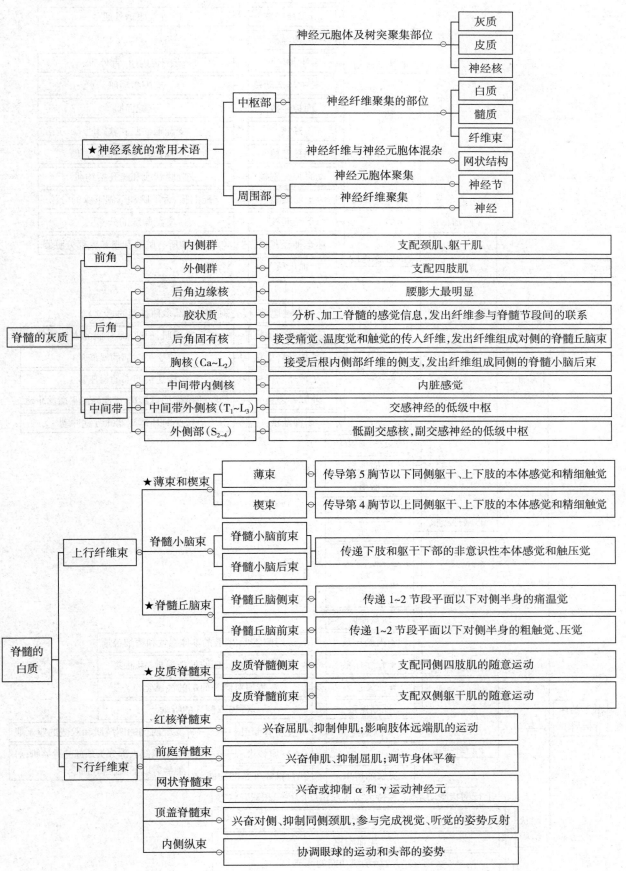

神经系统的常用术语
- 中枢部
  - 神经元胞体及树突聚集部位
    - 灰质
    - 皮质
    - 神经核
  - 神经纤维聚集的部位
    - 白质
    - 髓质
    - 纤维束
  - 神经纤维与神经元胞体混杂
    - 网状结构
- 周围部
  - 神经元胞体聚集
    - 神经节
  - 神经纤维聚集
    - 神经

脊髓的灰质
- 前角
  - 内侧群 —— 支配颈肌、躯干肌
  - 外侧群 —— 支配四肢肌
- 后角
  - 后角边缘核 —— 腰膨大最明显
  - 胶状质 —— 分析、加工脊髓的感觉信息，发出纤维参与脊髓节段间的联系
  - 后角固有核 —— 接受痛觉、温度觉和触觉的传入纤维，发出纤维组成对侧的脊髓丘脑束
  - 胸核（Ca~L₂）$（C_8~L_2）$ —— 接受后根内侧部纤维的侧支，发出纤维组成同侧的脊髓小脑后束
- 中间带
  - 中间带内侧核 —— 内脏感觉
  - 中间带外侧核（$T_1~L_3$）—— 交感神经的低级中枢
  - 外侧部（S_{2-4}）—— 骶副交感核，副交感神经的低级中枢

脊髓的白质
- 上行纤维束
  - ★薄束和楔束
    - 薄束 —— 传导第5胸节以下同侧躯干、上下肢的本体感觉和精细触觉
    - 楔束 —— 传导第4胸节以上同侧躯干、上下肢的本体感觉和精细触觉
  - 脊髓小脑束
    - 脊髓小脑前束
    - 脊髓小脑后束
    —— 传递下肢和躯干下部的非意识性本体感觉和触压觉
  - ★脊髓丘脑束
    - 脊髓丘脑侧束 —— 传递1~2节段平面以下对侧半身的痛温觉
    - 脊髓丘脑前束 —— 传递1~2节段平面以下对侧半身的粗触觉、压觉
- 下行纤维束
  - ★皮质脊髓束
    - 皮质脊髓侧束 —— 支配同侧四肢肌的随意运动
    - 皮质脊髓前束 —— 支配双侧躯干肌的随意运动
  - 红核脊髓束 —— 兴奋屈肌、抑制伸肌；影响肢体远端肌的运动
  - 前庭脊髓束 —— 兴奋伸肌、抑制屈肌；调节身体平衡
  - 网状脊髓束 —— 兴奋或抑制α和γ运动神经元
  - 顶盖脊髓束 —— 兴奋对侧、抑制同侧颈肌，参与完成视觉、听觉的姿势反射
  - 内侧纵束 —— 协调眼球的运动和头部的姿势

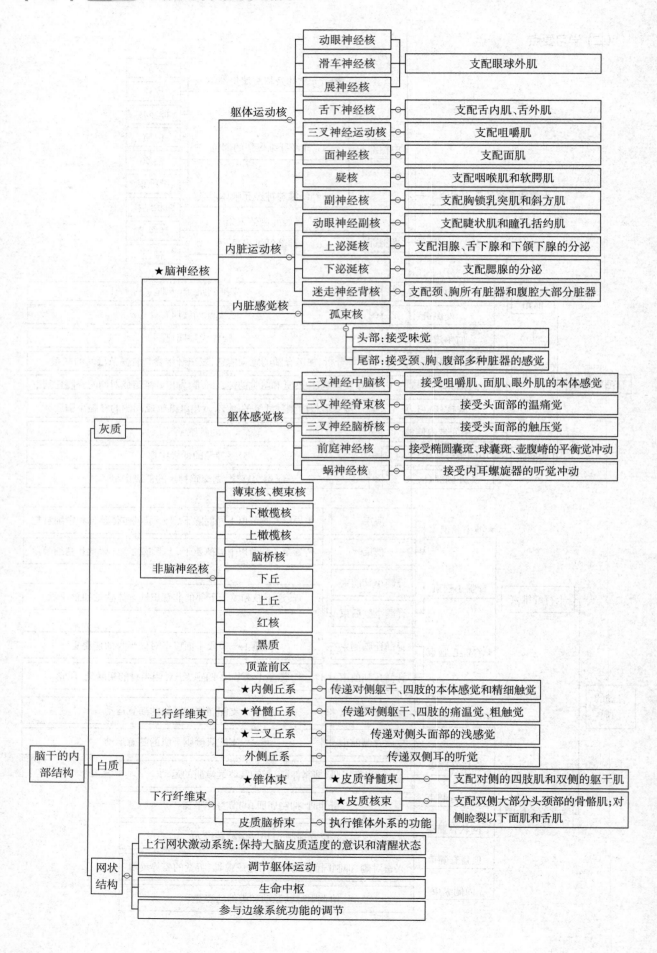

三、习题及答案

A1 型题

1. 关于脊髓的描述,正确的是
    A. 全长粗细均匀
    B. 成人与椎管等长
    C. 前外侧沟连接脊神经后根
    D. 成人脊髓下端平第 1 腰椎体下缘
    E. 无明显节段性

2. 脊髓内的上行纤维束**不包括**
    A. 薄束
    B. 脊髓丘脑前束
    C. 顶盖脊髓束
    D. 楔束
    E. 脊髓小脑后束

3. 关于楔束的叙述,正确的是
    A. 位于薄束的内侧
    B. 在第 5 胸髓以下占据后索
    C. 交叉到对侧
    D. 传导上半身的本体感觉和精细触觉
    E. 向上止于楔束结节

4. 关于脊髓丘脑束的叙述,正确的是
    A. 起自同侧后角边缘核和后角固有核
    B. 经白质前连合斜越 1~2 节段后交叉
    C. 传导粗略触觉和精细触觉
    D. 在延髓交叉
    E. 向上止于腹后内侧核

5. 第 6 胸椎骨折,可伤及
    A. 第 6 胸髓
    B. 第 7 胸髓
    C. 第 8 胸髓
    D. 第 9 胸髓
    E. 第 10 胸髓

6. 关于皮质脊髓束的叙述,正确的是
    A. 皮质脊髓侧束止于对侧前角运动神经元
    B. 皮质脊髓束支配对侧四肢肌和双侧躯干肌
    C. 皮质脊髓前束在同侧下行不交叉
    D. 皮质脊髓侧束在白质前连合越边
    E. 皮质脊髓前束在延髓交叉

7. 一侧脊髓半横断时,表现为
    A. 伤侧截面以下痉挛性瘫痪
    B. 对侧本体感觉丧失
    C. 伤侧浅感觉丧失
    D. 排尿、排便功能正常
    E. 对侧膝反射减弱

8. 面神经丘深面有
    A. 展神经核
    B. 面神经核
    C. 蜗神经核
    D. 孤束核
    E. 前庭神经核

9. 自脑干背侧穿出的脑神经是
    A. 动眼神经
    B. 三叉神经
    C. 滑车神经
    D. 副神经
    E. 舌下神经

10. **不属于**内脏运动核的是
    A. 动眼神经副核
    B. 上泌涎核
    C. 下泌涎核
    D. 迷走神经背核
    E. 孤束核

11. 下泌涎核支配
    A. 腮腺
    B. 下颌下腺
    C. 舌下腺
    D. 泪腺
    E. 鼻腔黏膜腺

12. 以下结构，**不属于**延髓的是
    A. 锥体   B. 橄榄   C. 舌下神经三角
    D. 听结节   E. 舌咽神经

13. 脑桥内的副交感神经核是
    A. 上泌涎核   B. 疑核   C. 面神经核
    D. 孤束核   E. 舌下神经核

14. **不属于**躯体运动核的是
    A. 动眼神经核   B. 三叉神经运动核   C. 滑车神经核
    D. 面神经核   E. 孤束核

15. 味觉冲动传至
    A. 三叉神经感觉核   B. 三叉神经脊束核   C. 孤束核上端
    D. 孤束核下端   E. 舌下神经核

16. 关于内侧丘系的描述，正确的是
    A. 位于脊髓内   B. 由内弓状纤维交叉形成   C. 在脑桥内左右交叉
    D. 上行至端脑   E. 传导温、痛觉

17. 关于三叉丘系的描述，正确的是
    A. 发自三叉神经中脑核   B. 上行至丘脑腹后外侧核
    C. 传递同侧头面部浅感觉   D. 发自三叉神经脑桥核和脊束核
    E. 三叉丘系为交叉前纤维

18. 关于外侧丘系的描述，正确的是
    A. 完全交叉到对侧   B. 上行至上丘核   C. 发自下橄榄核
    D. 传导头面部的本体感觉   E. 传导双侧听觉冲动

19. **不属于**非脑神经核的是
    A. 脑桥核   B. 疑核   C. 薄束核
    D. 上橄榄核   E. 上丘核

20. 内脏运动核发出的纤维支配
    A. 舌肌和眼球外肌   B. 咽喉肌   C. 面肌
    D. 咀嚼肌   E. 平滑肌、心肌和腺体

A2 型题

1. 患者，男，19 岁，外伤导致脊柱第 7 胸椎压缩性骨折，其可能损伤的脊髓节段是
    A. 第 7 胸髓   B. 第 8 胸髓   C. 第 9 胸髓
    D. 第 10 胸髓   E. 第 6 胸髓

2. 患者，女，30 岁，发现左侧面部无表情，经核磁检查，诊断为听神经瘤。该患者病变可能位于
    A. 脑桥基底部   B. 第四脑室   C. 脑桥小脑三角
    D. 菱形窝   E. 脚间窝

3. 患者，男，46 岁，1 个月前发现右侧面部表情丧失，近一周眼球运动不灵活，不能转向外侧，经临床脑室造影检查，发现第四脑室内有一肿物。该患者病变可能压迫的结构是
    A. 迷走神经三角   B. 内侧隆起   C. 舌下神经三角
    D. 面神经丘   E. 前庭区

4. 患者在施工中不慎从 5 楼坠下，遂送往医院就诊。经核磁检查发现第 8 胸椎骨折合并左侧脊髓半横断损伤，病人可能出现的表现是
    A. 呼吸肌麻痹   B. 左侧四肢痉挛性瘫痪   C. 左侧下肢浅感觉丧失
    D. 左侧下肢深感觉丧失   E. 左侧下肢弛缓性瘫痪

5. 患者,男,60岁,两年前手和头有不自主震颤,说话和运动较困难,且逐渐加重。经检查发现患者静止时手和头有小幅震颤,肌张力增高,面部无表情,说话困难。该患者可能的病变部位是

  A. 红核   B. 黑质   C. 上橄榄核   D. 下橄榄核   E. 脑桥核

答案

A1 型题

1. D   2. C   3. D   4. B   5. C   6. B   7. A   8. A   9. C   10. E

11. A   12. C   13. A   14. E   15. C   16. B   17. D   18. E   19. B   20. E

A2 型题

1. C   2. C   3. D   4. D   5. B

(乔海兵)

第二节　小脑、间脑

一、实验指导

(一) 实验方法

小脑和间脑实验时应遵循以下方法:①模型和标本相结合;②明确大纲要求;③先示教,后总结。

(二) 实验内容

观察小脑扁桃体的位置;观察小脑髓质内顶核、球状核、栓状核、齿状核的位置、形态;观察间脑的位置和分部;观察上丘脑、下丘脑的组成。

二、学习指导

(一) 学习目标

掌握　小脑扁桃体的位置、意义及小脑的功能;间脑的组成,丘脑腹后外侧核、腹后内侧核和内侧膝状体、外侧膝状体的位置、纤维联系和功能。

熟悉　小脑的核团位置和名称;下丘脑的功能。

了解　小脑的纤维联系。

(二) 学习要点

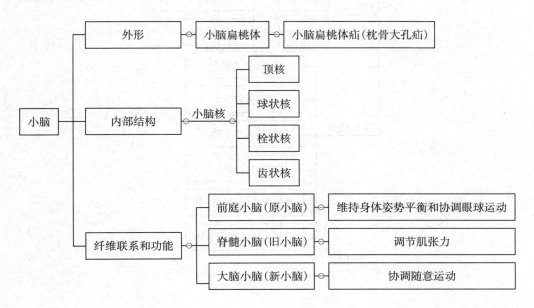

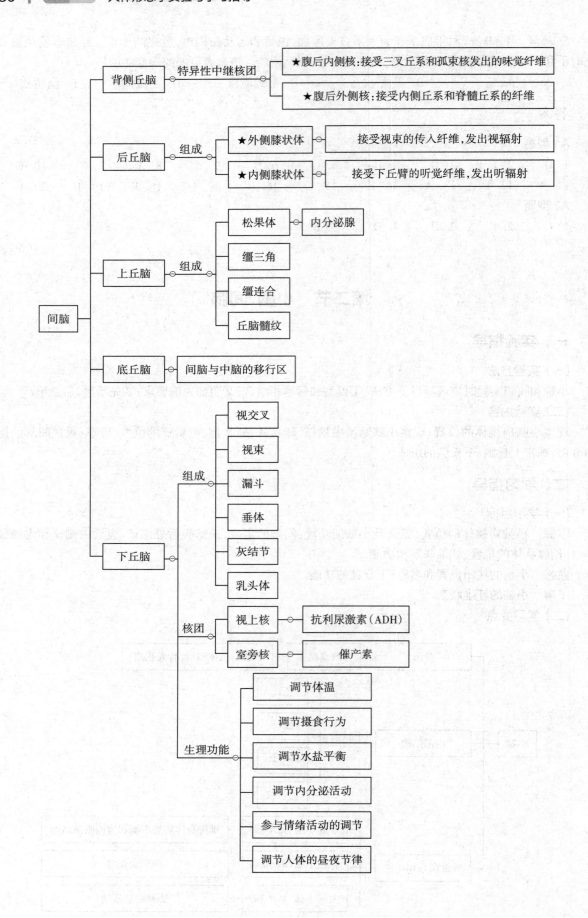

三、习题及答案

A1 型题

1. 关于小脑扁桃体的描述,正确的是
    A. 位于小脑半球下面外侧部
    B. 位于绒球两侧
    C. 后方邻延髓
    D. 突入枕骨大孔时压迫脊髓
    E. 颅内压增高时可引起小脑扁桃体疝

2. 关于前庭小脑的功能,正确的是
    A. 协调随意运动　　　　　B. 整合感觉　　　　　C. 调节肌张力
    D. 影响睡眠　　　　　　　E. 维持身体平衡

3. 关于小脑的描述,正确的是
    A. 位于颅中窝内
    B. 与枕叶直接相贴
    C. 小脑扁桃体位于小脑蚓后方
    D. 绒球属于新小脑
    E. 借小脑上脚与中脑相连

4. 属于后丘脑的是
    A. 松果体　　　　　　　　B. 内侧膝状体　　　　C. 灰结节
    D. 乳头体　　　　　　　　E. 缰三角

5. **不属于**间脑的结构是
    A. 外侧膝状体　　　　　　B. 上丘　　　　　　　C. 背侧丘脑
    D. 视交叉　　　　　　　　E. 松果体

6. 丘脑腹后内侧核接受的是
    A. 外侧丘系　　　　　　　B. 内侧丘系　　　　　C. 三叉丘系
    D. 脊髓丘系　　　　　　　E. 丘脑中央辐射

7. 味觉纤维投射至
    A. 三叉神经感觉核　　　　　　　　　B. 三叉神经脊束核
    C. 孤束核　　　　　　　　　　　　　D. 孤束核上部
    E. 孤束核下部

8. **不属于**下丘脑功能的是
    A. 内分泌　　　　　　　　B. 摄食　　　　　　　C. 记忆
    D. 体温调节　　　　　　　E. 昼夜节律

9. **不属于**下丘脑核团的是
    A. 视上核　　　　　　　　B. 缰核　　　　　　　C. 室旁核
    D. 乳头体核　　　　　　　E. 漏斗核

10. 室旁核可分泌
    A. 催乳激素　　　　　　　B. 甲状腺激素　　　　C. 催产素
    D. 褪黑激素　　　　　　　E. 生长素

A2 型题

1. 患者,男,65 岁,不能用手准确指鼻,轮替不能,运动时产生不随意、有节奏的摆动,越接近目标震颤越明显。该患者的病变部位可能在

A. 原小脑   B. 旧小脑   C. 新小脑

D. 小脑前叶   E. 绒球小结叶

2. 患者,女,50 岁,出现平衡失调,走路时两腿分开,东摇西摆,眼球非自主有节律地摆动,经核磁检查发现小脑部位有一肿物。该患者病变可能位于

A. 原小脑   B. 旧小脑   C. 新小脑

D. 小脑前叶   E. 绒球小结叶

答案

A1 型题

1. E   2. E   3. E   4. B   5. B   6. C   7. D   8. C   9. B   10. C

A2 型题

1. C   2. A

(乔海兵)

第三节 端 脑

一、实验指导

(一) 实验方法

在脑模型和标本上观察:端脑主要由左右两个大脑半球组成,观察大脑纵裂、脑表面的沟、回。分辨大脑半球的上外侧面、内侧面和下面。观察大脑半球的 5 个分叶。观察大脑皮质的功能定位区。观察大脑半球的内部结构,半球表面颜色略深的部分是大脑皮质,在皮质的深面颜色较淡的部分是大脑髓质。找到并观察在大脑半球白质内的灰质团块基底核。观察大脑半球内的室腔侧脑室。观察内囊的位置和形态。

(二) 实验内容

大脑半球的外形:观察大脑纵裂、大脑横裂,中央沟、外侧沟、顶枕沟,额叶、顶叶、枕叶、颞叶、岛叶,额上沟和额下沟,顶上小叶、顶下小叶、缘上回、角回,颞上回、颞中回、颞下回,中央前沟、中央后沟、中央前回、中央后回,中央旁小叶、穹窿、胼胝体、扣带沟、扣带回、距状沟、楔叶、舌回,嗅球、嗅束、嗅三角,枕颞沟、侧副沟、海马旁回、钩、海马沟、齿状回、海马。

大脑半球的内部结构:观察大脑皮质的躯体运动区、躯体感觉区、视区、听区、语言区,尾状核、豆状核、杏仁体和屏状核,侧脑室中央部、前角、后角和下角,胼胝体,内囊前肢、内囊膝、内囊后肢。

二、学习指导

(一) 学习目标

掌握   大脑半球的分叶、主要沟回,大脑皮质的功能定位区,基底核的组成和位置,侧脑室的位置、分部、连通,内囊的位置、分部。

熟悉   胼胝体的位置、分部,边缘系统的组成。

了解   大脑髓质的联络纤维。

(二) 学习要点

1. 大脑半球的外形及分叶

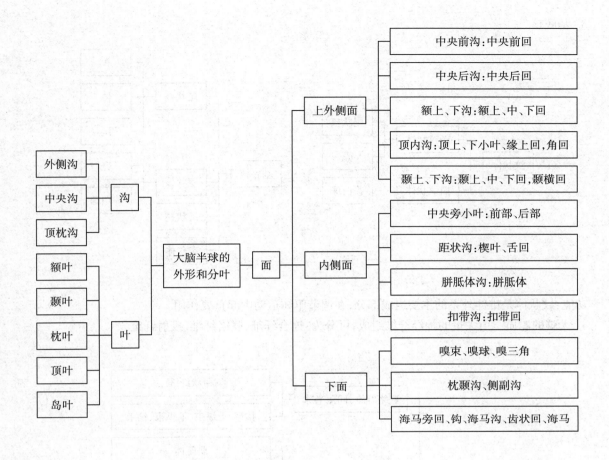

2. 大脑皮质功能定位

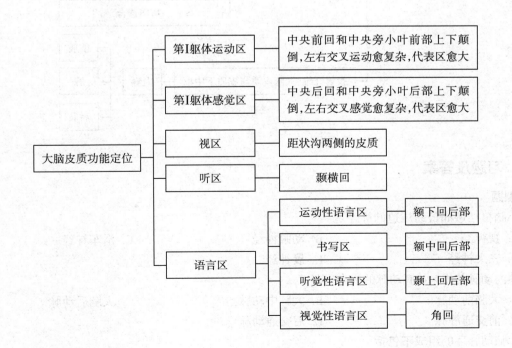

3. 基底核

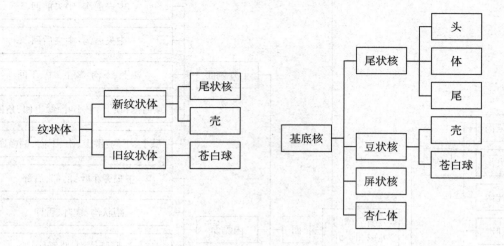

功能:纹状体是锥体外系的主要组成部分,在调节躯体运动中起重要作用。

4. 大脑的髓质　由大量的神经纤维组成,可分为:连合纤维、联络纤维、投射纤维。

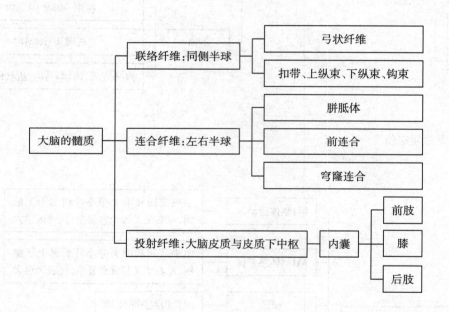

三、习题及答案

A1 型题

1. 小脑幕切迹疝最易压迫的神经是
    A. 视神经　　　　　　　　B. 动眼神经　　　　　　　　C. 滑车神经
    D. 三叉神经　　　　　　　E. 展神经
2. 颈内动脉与椎 - 基底动脉的吻合支是
    A. 大脑前动脉　　　　　　B. 大脑中动脉　　　　　　　C. 大脑后动脉
    D. 前交通静脉　　　　　　E. 后交通动脉
3. 大脑动脉环的组成**不包括**
    A. 大脑前动脉　　　　　　B. 大脑中动脉　　　　　　　C. 大脑后动脉
    D. 前交通动脉　　　　　　E. 后交通动脉

答案

A1 型题
1. B　　2. E　　3. B

（李　莎）

第四节　脑和脊髓的被膜、血管及脑脊液循环

一、实验指导

(一) 实验方法

在脑模型和标本上观察以下几点：①脑的被膜：由外向内依次为硬脑膜、脑蛛网膜和软脑膜，注意层次关系。观察各层结构特点及形成的特殊结构。②脑的动脉血液供应来源于双侧的颈内动脉和椎动脉，观察动脉主干走行及分支。观察脑底的大脑动脉环。③脑的静脉不与动脉伴行，可分浅、深两组。观察各硬脑膜窦。

在脊髓模型和标本上观察：脊髓的被膜由外向内依次为硬脊膜、脊髓蛛网膜和软脊膜，注意层次关系。

(二) 实验内容

硬脑膜的特点与形成物（大脑镰、小脑幕）及硬脑膜窦；海绵窦的位置、内容及交通；蛛网膜下隙及终池的位置、内容；蛛网膜粒、脉络丛、终丝、齿状韧带；脑的动脉供血来源，颈内动脉、椎动脉和基底动脉的行程及主要分支分布，大脑前、中、后动脉的行程和分布概况；大脑动脉环的组成；大脑大静脉。

脊髓最外面的硬脊膜，紧贴脊髓表面的软脊膜，在硬脊膜和软脊膜之间的脊髓蛛网膜；在脊髓蛛网膜和软脊膜之间的蛛网膜下隙；硬脊膜与椎管壁内面骨膜之间的硬膜外隙；脊髓的两侧面，在前后根丝之间由软脊膜形成的齿状韧带；软脊膜在脊髓下端向下形成的终丝；在脊髓下端至第二骶椎水平，由蛛网膜围成的终池，内含有马尾。

位于视交叉两侧粗大的颈内动脉；由颈内动脉分出，行向前内侧，进入大脑纵裂的大脑前动脉；前交通动脉；颈内动脉的最大分支，可视为其直接延续的大脑中动脉；由颈内动脉发出行向后，与大脑后动脉吻合的后交通动脉；在延髓前面一对较大的椎动脉；在延髓脑桥沟附近合成的一条行于脑桥基底沟内的基底动脉。

二、学习指导

(一) 学习目标

掌握　脑和脊髓被膜的层次，硬脑膜位置、特点与形成物及硬脑膜窦，海绵窦的位置、内容及交通，蛛网膜下隙及终池的位置、内容，脑室系统及脑脊液的产生和循环途径，脑的动脉供血来源，颈内动脉、椎动脉和基底动脉的走行及主要分支分布，大脑前、中、后动脉的行程和分布概况，大脑动脉环的组成。

熟悉　蛛网膜粒、脉络丛、终丝、齿状韧带。

了解　其他硬脑膜窦的位置和交通，大脑深静脉和浅静脉。

(二) 学习要点

1. 脑和脊髓的被膜

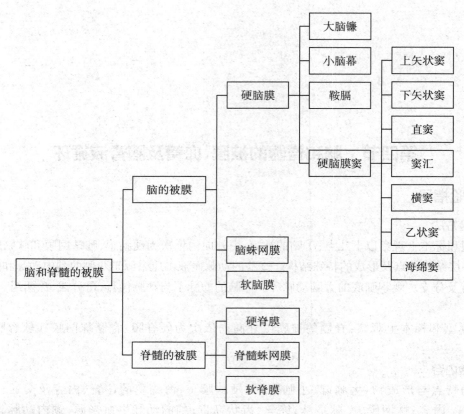

2. 脑和脊髓的动脉

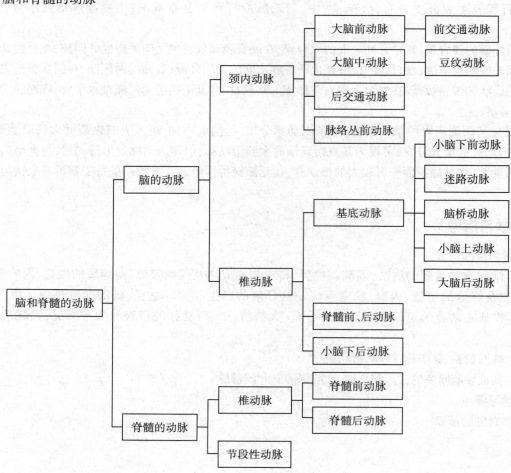

三、习题及答案

A1 型题

1. 脑脊液产生于
   A. 脑组织   B. 硬脑膜   C. 蛛网膜
   D. 软脑膜   E. 脑室脉络丛

2. 脑脊液经蛛网膜粒渗入
   A. 上矢状窦   B. 海绵窦   C. 窦汇
   D. 横窦   E. 乙状窦

A2 型题

1. 某患者面部感染,进而引起颅内感染,可能蔓延的部位是
   A. 上矢状窦   B. 下矢状窦   C. 海绵窦
   D. 直窦   E. 横窦

2. 某患者脑出血后出现偏瘫、偏盲和偏身感觉障碍,临床诊断为内囊病变,可能伤及的血管为
   A. 前交通动脉   B. 后交通动脉   C. 豆纹动脉
   D. 大脑前动脉   E. 大脑后动脉

答案

A1 型题

1. E   2. A

A2 型题

1. C   2. C

解析

1. C。海绵窦与周围的静脉有广泛的交通。除与其他硬脑膜窦和脑的静脉相交通外向前借眼上静脉与面静脉交通,向下经卵圆孔借导血管与翼静脉丛相通,故面部感染可蔓延至海绵窦。

2. C。大脑中动脉的中央支是在起始部垂直发出的数支细小分支,又称豆纹动脉,垂直向上进入脑实质,营养豆状核、尾状核、内囊膝和内囊后肢等。该患者内囊损伤,由此判断伤及的血管为豆纹动脉。

(李　莎)

第五节　脊　神　经

一、实验指导

(一) 实验方法

脊神经实验时,要在标本上首先观察:①脊神经的组成;②脊神经的分支;③主要神经丛(颈丛、臂丛、腰丛、骶丛)的构成及主要分支;④重要脊神经的走行和分布情况;⑤胸神经的分布特点及规律,从而推论神经损伤后的表现。对于部分行程中位置表浅的神经(如尺神经经过肱骨内上髁、正中神经经过腕管、腓总神经经过腓骨颈等),可在自己身上触摸一下,通过压迫神经体会其分布范围及受损后的功能障碍,加强对临床损伤表现的认识和理解。

(二) 实验内容

观察脊神经的组成和分支情况。观察颈丛、臂丛、腰丛、骶丛的构成。观察颈丛浅支的浅出部位及分支分布,膈神经的主要行程和分布(支配)范围。观察臂丛的分支分布,正中神经、尺神经、桡神经、肌皮神经、

腋神经的主要行程和分布(支配)范围。观察胸神经的分布规律。观察腰丛的分支分布,股神经、闭孔神经的主要行程和分布(支配)范围。观察骶丛的分支分布,坐骨神经、胫神经、腓总神经的主要行程和分布(支配)范围。

二、学习指导

(一) 学习目标

掌握　脊神经的组成、纤维成分及前支分布特点;膈神经、正中神经、尺神经、桡神经、肌皮神经、腋神经、股神经、坐骨神经、胫神经、腓总神经的主要行程、分布(支配)范围及损伤表现。

熟悉　臂丛、腰丛和骶丛的组成和位置;胸神经前支在胸、腹壁的节段性分布。

了解　颈丛浅支的浅出部位及分支分布。

(二) 学习要点

脊神经以组成、纤维成分及前支分布特点为重点,通过理论学习和标本观察重要脊神经的主要行程、分布(支配)范围,理解脊神经都是混合神经,进而结合神经分布范围分析其损伤表现。

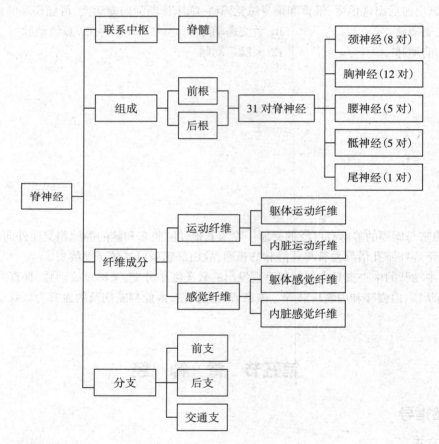

三、习题及答案

A1 型题

1. 关于脊神经的描述,正确的是
   A. 脊神经含躯体运动和躯体感觉两种纤维成分
   B. 后根只含躯体感觉纤维
   C. 除第 2~11 胸神经前支外,其余各脊神经前支均互相交织形成神经丛
   D. 各前支均借白交通支与交感干相连
   E. 脊神经前支小,后支大,均为混合性

2. 颈丛的组成及分支

　　A. 由全部颈神经前支组成　　　　　　　　B. 由第 1~4 颈神经后支组成

　　C. 位于胸锁乳突肌表面　　　　　　　　　D. 发出混合性的膈神经

　　E. 皮支从胸锁乳突肌前缘中点附近穿出

3. 关于膈神经的叙述,正确的是

　　A. 是臂丛中最重要的分支　　　　　　　　B. 为单纯运动性神经

　　C. 在胸腔内经肺根的前方下行　　　　　　D. 穿膈主动脉裂孔至腹腔

　　E. 只支配膈的运动

4. 有关肌皮神经的描述,**错误**的是

　　A. 发自臂丛外侧束　　　　　　　　　　　B. 斜穿喙肱肌

　　C. 在肱二头肌和肱肌之间下行　　　　　　D. 支配肱三头肌

　　E. 终支为皮支,称前臂外侧皮神经

5. 关于正中神经的叙述,正确的是

　　A. 起于臂丛后束

　　B. 发出肌支支配肱肌

　　C. 支配除指深屈肌以外所有前臂屈肌

　　D. 返支支配拇收肌

　　E. 在臂部伴肱动脉沿肱二头肌内侧沟下行至肘窝

6. 尺神经支配

　　A. 肱三头肌　　　　　　　B. 肱桡肌　　　　　　　　C. 尺侧腕屈肌

　　D. 指浅屈肌　　　　　　　E. 掌长肌

7. 支配旋前圆肌和旋前方肌的神经

　　A. 肌皮神经　　　　　　　B. 胸长神经　　　　　　　C. 尺神经

　　D. 桡神经　　　　　　　　E. 正中神经

8. 支配肱二头肌的神经是

　　A. 正中神经　　　　　　　B. 肌皮神经　　　　　　　C. 尺神经

　　D. 桡神经　　　　　　　　E. 腋神经

9. 关于胸神经前支的描述,正确的是

　　A. 均不参加神经丛的组成

　　B. 均走在相邻肋骨之间故称肋间神经

　　C. 胸神经前支的皮支在胸、腹壁皮肤的分布有明显的节段性

　　D. 第 12 胸神经前支分布于脐平面

　　E. 肋间神经只支配肋间外肌和肋间内肌

10. 脐周围感觉神经来自

　　A. 第 4 肋间神经的前皮支　　　　　　　B. 第 6 肋间神经的前皮支

　　C. 第 8 肋间神经的前皮支　　　　　　　D. 第 10 肋间神经的前皮支

　　E. 第 12 肋间神经的前皮支

11. 有关腰丛的组成和分支,**错误**的是

　　A. 由 T_{12}~L_3 脊神经前支和腰骶干组成

　　B. 位于腰大肌深面

　　C. 最大的分支为股神经

　　D. 最重要的皮支为髂腹下神经和髂腹股沟神经

　　E. 闭孔神经为腰丛的分支,主要支配大腿内收肌群

12. **不属于**骶丛的分支的是
    A. 臀上神经　　　　　　B. 闭孔神经　　　　　　C. 阴部神经
    D. 坐骨神经　　　　　　E. 股后皮神经

13. 支配腓骨长肌和腓骨短肌的是
    A. 腓总神经　　　　　　B. 腓深神经　　　　　　C. 腓浅神经
    D. 胫神经　　　　　　　E. 股神经

14. 关于坐骨神经的描述，**错误**的是
    A. 发自骶丛
    B. 穿梨状肌下孔出盆腔
    C. 臀肌注射时应选择外上象限以避免损伤坐骨神经
    D. 在腘窝上角分为胫神经和腓总神经
    E. 经臀大肌深面至大腿后面，分支支配臀大肌

15. 坐骨神经支配
    A. 缝匠肌　　　　　　　B. 长收肌　　　　　　　C. 股二头肌
    D. 股四头肌　　　　　　E. 臀大肌

A2 型题

1. 为一患者实施右侧颈部祛痣手术，在右胸锁乳突肌后缘中点进针进行局部神经阻滞麻醉，**不能**阻滞的神经是
    A. 右侧枕小神经　　　　B. 右侧耳大神经　　　　C. 右侧枕大神经
    D. 右侧锁骨上神经　　　E. 右侧颈横神经

2. 某患者不慎造成左踝关节扭伤，出现踝管内淤血、肿胀、局部疼痛，血肿压迫的神经是
    A. 腓浅神经　　　　　　B. 腓深神经　　　　　　C. 腓总神经
    D. 胫神经　　　　　　　E. 股神经

答案

A1 型题

1. C　　2. D　　3. C　　4. D　　5. E　　6. C　　7. E　　8. B　　9. C　　10. D

11. A　　12. B　　13. C　　14. E　　15. C

A2 型题

1. C　　2. D

（冉建华）

第六节　脑　神　经

一、实验指导

（一）实验方法

脑神经实验时，要求学生注意：①动作轻柔以避免损伤神经；②同一脑神经要用不同切面的标本进行观察，同一切面的标本上观察多条脑神经的分布，从而理解神经走行的空间位置，如眼眶内神经（包括动眼神经、滑车神经、展神经、视神经）；③部分脑神经只能观察到一部分，如嗅神经经过筛板的嗅丝，面神经从腮腺前缘发出的表情肌支，而面神经在内耳道以及面神经管内的走行、前庭蜗神经在内耳及内耳道的走行只能通过模型或者图片进行观察。对于部分行程中位置表浅的神经（如眶下神经出眶下孔、下牙槽神经出下颌孔等），可在自己身上触摸一下，通过压迫神经体会其分布范围，加强对临床损伤表现的认识和理解。

（二）实验内容

观察脑神经连脑及穿颅部位。观察嗅神经、眶内神经（包括视神经、动眼神经、滑车神经、展神经、眼神经）。借助头面部深层标本观察三叉神经、舌下神经主要分支的行程和分布（支配）范围。借助头面部浅层标本观察面神经从腮腺前缘发出的表情肌支。借助耳模型观察前庭蜗神经、面神经在内耳及内耳道的走行、分支。借助头颈标本观察舌咽神经、迷走神经、副神经和舌下神经的走行及分布（支配）范围。

二、学习指导

（一）学习目标

掌握　12 对脑神经的名称、连脑及穿颅部位；视神经、动眼神经、滑车神经、展神经、副神经、舌下神经的主要行程、分布（支配）范围及损伤表现。

熟悉　三叉神经、面神经、舌咽神经、迷走神经的行程特点、主要分支分布（支配）范围及损伤表现。

了解　嗅神经、前庭蜗神经的组成、走行及损伤表现。

（二）学习要点

脊神经和脑神经发自中枢神经系统的不同部位，学习时注意对比分析；脊神经以组成、纤维成分及前支分布特点为重点，脑神经以 12 对脑神经的名称、连脑及穿颅部位为重点，通过理论学习和标本观察重要脑神经的主要行程、分布（支配）范围，理解脑神经分为感觉性、运动性和混合性神经 3 种，进而结合神经分布范围分析其损伤表现。

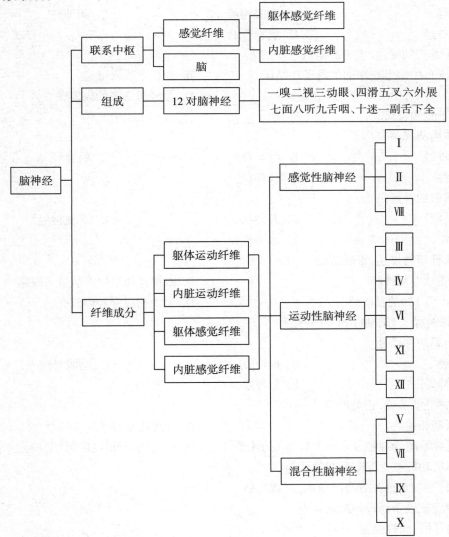

三、习题及答案

A1 型题

1. 对脑神经的描述,**错误**的是
   A. 属于周围神经
   B. 共 12 对
   C. 第Ⅲ、Ⅶ、Ⅸ、Ⅹ对脑神经为混合性
   D. 主要分布在头面部
   E. 第Ⅰ、Ⅱ、Ⅷ对脑神经为感觉性

2. 下列脑神经中**不含**副交感纤维的是
   A. 动眼神经
   B. 三叉神经
   C. 面神经
   D. 舌咽神经
   E. 迷走神经

3. 关于动眼神经的走行及分布的描述,正确的是
   A. 含有躯体运动纤维和内脏运动(副交感)纤维
   B. 经眶下裂入眶
   C. 副交感节后纤维支配瞳孔开大肌和睫状肌的运动
   D. 副交感节前纤维胞体在睫状神经节
   E. 躯体运动纤维支配上直肌、下直肌、内直肌、外直肌、下斜肌

4. 上睑下垂可能损伤的神经是
   A. 眼神经
   B. 动眼神经
   C. 面神经
   D. 滑车神经
   E. 展神经

5. 关于滑车神经的描述,正确的是
   A. 纤维来自中脑上丘平面的滑车神经核
   B. 经眶下裂入眶
   C. 支配上斜肌,使眼球向下外方运动
   D. 穿经海绵窦的内侧壁
   E. 从脑干腹侧发出

6. 眼球出现内斜视是损伤了
   A. 动眼神经
   B. 滑车神经
   C. 眼神经
   D. 展神经
   E. 视神经

7. 支配咀嚼肌的神经是
   A. 下颌神经
   B. 面神经
   C. 上颌神经
   D. 眼神经
   E. 舌咽神经

8. 有关三叉神经的描述,正确的是
   A. 属于感觉性脑神经
   B. 眼神经经过眶下裂进入眼眶
   C. 传导舌后 1/3 的黏膜感觉
   D. 上颌神经穿经卵圆孔
   E. 分为眼神经、上颌神经和下颌神经

9. 分布于角膜的神经是
   A. 眼神经
   B. 视神经
   C. 动眼神经
   D. 上颌神经
   E. 额神经

10. 关于面神经的描述,正确的是
    A. 与延髓相连
    B. 经棘孔至颅外
    C. 味觉纤维随舌神经分布于舌前 2/3 的味蕾
    D. 副交感纤维在膝神经节换元
    E. 躯体运动纤维支配咀嚼肌的运动

11. 关于面神经的走行及分布的描述,正确的是
    A. 面神经核位于面神经丘的深面
    B. 经内耳门、面神经管、外耳门出颅

  C. 含有躯体运动、内脏运动两种纤维成分

  D. 面神经出颅后,在腮腺实质内交织成丛,自该腺前缘发出五组分支支配面肌

  E. 面神经连于大脑脚内侧

12. 支配腮腺分泌活动的神经是

  A. 耳颞神经   B. 面神经   C. 下颌神经

  D. 迷走神经   E. 舌咽神经

13. 有关迷走神经的描述,正确的是

  A. 发自迷走神经背核   B. 经脑桥延髓沟出脑   C. 在颈部发出喉返神经

  D. 经过主动脉裂孔进入腹部   E. 在胸部经过肺根的前方下行

14. 关于舌下神经的描述,正确的是

  A. 支配舌内、外肌的运动   B. 传导舌的味觉   C. 为混合性神经

  D. 一侧损伤,舌尖歪向对侧   E. 支配舌下腺的分泌

15. 副神经支配

  A. 背阔肌   B. 斜方肌   C. 咀嚼肌

  D. 颈阔肌   E. 肩胛舌骨肌

A2 型题

1. 患者主诉当其向右侧看时会出现明显复视,检查发现:右眼轻度内斜视,瞳孔不能转外侧,其他方向运动无异常,该患者发生功能障碍的神经是

  A. 右眼动眼神经   B. 右眼滑车神经   C. 右眼眼神经

  D. 右眼展神经   E. 右眼视神经

2. 为一患者实施右侧下颌第 2 磨牙拔除手术,首先要进行局部神经阻滞麻醉,应阻滞的神经是

  A. 右侧下牙槽神经   B. 右侧舌神经   C. 右侧颊神经

  D. 右侧眶下神经   E. 右侧上牙槽神经

3. 临床检查某患者眼球运动发现:右眼瞳孔不能转外、下方,向下看时复视明显,其他方向运动无异常,提示该患者发生功能障碍的神经是

  A. 右眼动眼神经   B. 右眼滑车神经   C. 右眼眼神经

  D. 右眼展神经   E. 右眼视神经

答案

A1 型题

1. C   2. B   3. A   4. B   5. C   6. D   7. A   8. E   9. A   10. C

11. D   12. E   13. A   14. A   15. B

A2 型题

1. D   2. A   3. B

(冉建华)

第七节 内脏神经系统

一、实验指导

(一) 实验方法

  内脏神经实验时,要求学生注意:①动作轻柔以避免损伤神经;②交感神经和副交感神经在体内分布呈神经丛的方式相互交错,肉眼难以区分;③白交通支、灰交通支无法用肉眼区分,交感干内纤维上下行规律

及换元的过程无法观察,只能借助 PPT 或者图片进行讲解。

（二）实验内容

借助颈部、胸部、腹部后壁标本观察交感干、椎旁节、交通支、内脏大神经、内脏小神经、椎前节、腹腔神经丛、心丛、盆丛和迷走神经的走行及分布范围。借助半边头颈部标本观察脑神经相连的副交感神经节。借助交感神经构成模型观察交感神经低级中枢部位,节前、节后纤维的来源及去向。

二、学习指导

（一）学习目标

掌握　内脏神经的组成、功能;节前纤维和节后纤维的概念;交感、副交感神经的组成、低级中枢部位、分布及作用;白交通支、灰交通支的概念、走行方向和纤维性质。

熟悉　躯体运动神经和内脏运动神经的区别;牵涉痛的概念。

了解　交感神经节、副交感神经节和内脏神经丛的位置;交感神经和副交感神经的双重支配关系;内脏感觉神经的特点。

（二）学习要点

内脏神经要注重其组成、功能及与躯体神经的差异,交感神经和副交感神经的组成、分布及作用,内脏感觉的特点及牵涉痛。

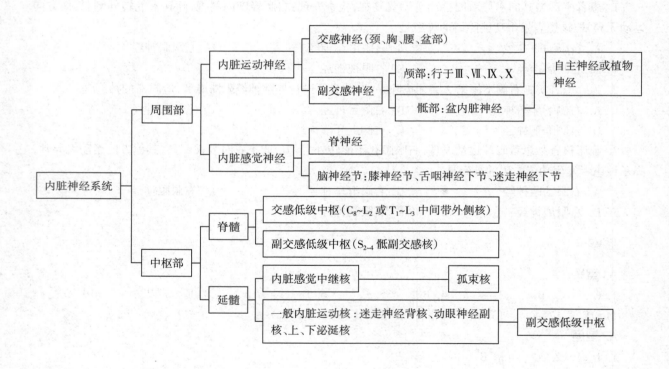

三、习题及答案

A1 型题

1. 支配瞳孔开大肌的神经纤维来自

　　A. 动眼神经　　　　　　　B. 交感神经　　　　　　　C. 视神经

　　D. 眼神经　　　　　　　　E. 滑车神经

2. 脊髓内含有副交感神经元的是

　　A. 后角边缘核　　　　　　B. 后角固有核　　　　　　C. 中间内侧核

　　D. 前角运动核　　　　　　E. 骶副交感核

3. 交感神经的低级中枢位于

A. T_1~L_3 脊髓节段　　　　　B. T_1~T_{12} 脊髓节段　　　　　C. S_2~S_4 脊髓节段

D. T_1~S_3 脊髓节段　　　　　E. L_1~L_3 脊髓节段

4. **不属于**椎前神经节的是

A. 腹腔神经节　　　　　B. 肠系膜上神经节　　　　　C. 肠系膜下神经节

D. 主动脉肾神经节　　　　　E. 奇神经节

5. 下列属于交感神经节的是

A. 三叉神经节　　　　　B. 睫状神经节　　　　　C. 腹腔神经节

D. 下颌下神经节　　　　　E. 翼腭神经节

6. 副交感神经兴奋时

A. 心跳加快、血压升高　　　　　B. 支气管平滑肌收缩　　　　　C. 瞳孔开大

D. 胃肠蠕动减弱　　　　　E. 骨骼肌充血

7. 副交感神经的特点是

A. 节前纤维较节后纤维短

B. 低级中枢位于脊髓 T_1~L_3 侧角的中间带外侧核

C. 神经节包括椎旁节和椎前节

D. 分布范围较广

E. 神经节靠近效应器

A2 型题

1. 某患者一侧面部潮红,无汗,且上睑轻度下垂,瞳孔较对侧小。表明神经传导功能受到影响的是

A. 动眼神经　　　　　B. 颈动脉神经丛　　　　　C. 面神经

D. 三叉神经　　　　　E. 舌咽神经

2. 某老年患者主诉在家中扫雪时,感到左前臂疼痛,有时会感到胸闷、恶心,根据内脏感觉的特点分析,病变部位可能是

A. 胆囊　　　　　B. 胃　　　　　C. 食管

D. 心脏　　　　　E. 肺

答案

A1 型题

1. B　　2. E　　3. A　　4. E　　5. C　　6. B　　7. E

A2 型题

1. B　　2. D

（冉建华）

第八节　神经系统的传导通路

一、实验指导

(一) 实验方法

神经传导通路实验时,要求学生注意:①神经传导通路无法用肉眼观察,需要借助图片或者模型进行观察;②模型要与脑和脊髓的外形、内部结构联系起来,才能理解传导通路完整的过程;③锥体外系结构位置深在且分散,需借助模型或图片理解;④善于总结感觉传导通路的三级神经元分布位置、纤维束走行及投射部位,运动传导通路的二级神经元分布位置、纤维束走行及支配部位,能够与病理损伤后的临床表现相结合。

（二）实验内容

观察躯干与四肢意识性本体感觉和精细触觉、躯干与四肢痛温觉传导通路、头面部浅感觉传导通路的组成，各级神经元胞体及纤维束在中枢内的位置，丘系交叉水平、皮质投射区。观察锥体系上、下两级神经元的支配情况；皮质核束的发起、行程以及对脑神经运动核团的控制情况，核上瘫与核下瘫的不同表现。观察皮质脊髓束的发起、行程以及皮质脊髓前束和皮质脊髓侧束的走行终止情况。

二、学习指导

（一）学习目标

掌握　神经系统传导通路和反射的概念，躯干与四肢意识性本体感觉和精细触觉传导通路；躯干与四肢浅感觉传导通路；头面部浅感觉传导通路；视觉传导通路的 3 级神经元组成、传导路径和投射特征；皮质核束、皮质脊髓束的纤维起源、行程、支配特点及损伤表现。

熟悉　瞳孔对光反射的概念、路径及损伤表现；锥体系和锥体外系的概念；上、下运动神经元的概念及损伤表现。

了解　听觉传导通路的组成；锥体外系的组成及损伤表现。

（二）学习要点

神经传导通路学习时注意总结感觉传导通路 3 级神经元的胞体位置、纤维交叉部位、传递信息、中枢部位及损伤分析，运动传导通路上、下运动神经元的概念及损伤表现。

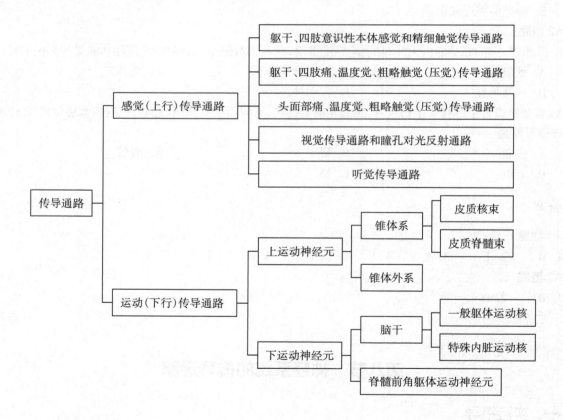

三、习题及答案

A1 型题

1. 延髓内右侧的内侧丘系受损，将出现的感觉障碍是

　　A. 左侧上肢精细触觉丧失

　　B. 左侧上、下肢本体感觉丧失

C. 左侧上、下肢本体感觉及精细触觉丧失

D. 右侧上、下肢本体感觉丧失

E. 右侧上、下肢本体感觉及精细触觉丧失

2. 右侧中央前回中部损伤可引起

 A. 左侧半身瘫痪   B. 左侧上肢瘫痪   C. 右侧上肢瘫痪

 D. 右侧半身瘫痪   E. 左侧下肢瘫痪

3. 躯干、四肢浅感觉传导路的纤维交叉部位在

 A. 脊髓   B. 延髓   C. 脑桥

 D. 中脑   E. 间脑

4. 光照右眼,左眼无对光反射;光照左眼,右眼有对光反射,但左眼无对光反射,损伤的结构是

 A. 左视神经   B. 左动眼神经   C. 右动眼神经

 D. 右视神经   E. 视交叉中央部

5. 左侧视觉中枢接受

 A. 左眼视网膜的视觉

 B. 右眼视网膜的视觉

 C. 左眼颞侧、右眼鼻侧视网膜的视觉信息

 D. 双眼颞侧视网膜的视觉

 E. 双眼鼻侧视网膜的视觉

6. 一侧视神经损伤后,引起该眼瞳孔

 A. 直接及间接对光反射均存在

 B. 直接及间接对光反射均消失

 C. 直接对光反射消失、间接对光反射存在

 D. 直接对光反射存在、间接对光反射消失

 E. 以上均不对

7. 视交叉中央部损伤,可引起

 A. 左眼颞侧,右眼鼻侧视野消失

 B. 双眼颞侧半视野消失

 C. 两侧鼻侧视野消失

 D. 左眼鼻侧,右眼颞侧视野消失

 E. 两眼全盲

8. 关于上运动神经元损伤的描述,**错误**的是

 A. 所支配的骨骼肌呈痉挛性瘫痪   B. 肌张力增高,腱反射亢进

 C. 病理反射阳性   D. 瘫痪的肌肉会明显萎缩

 E. 浅反射消失

A2 型题

1. 患者,男,69 岁,右侧鼻唇沟加深,但两侧额纹无明显差别,考虑病变是

 A. 左面神经核上瘫   B. 右面神经核上瘫

 C. 左面神经核下瘫   D. 右面神经核下瘫

 E. 右面三叉运动神经核上瘫

2. 患者,女,73 岁,发现左侧舌前 2/3 味觉障碍,左舌下腺、左下颌下腺分泌障碍,左眼不能闭合,左额纹消失,左鼻唇沟消失,口角偏向右侧,该病人病变部位可能在

 A. 右面神经管内   B. 海绵窦左侧   C. 左面神经管内

 D. 左侧腮腺   E. 左侧茎乳孔

答案

A1 型题

1. C   2. B   3. A   4. B   5. C   6. C   7. B   8. D

A2 型题

1. A   2. C

（冉建华）

第十一章　感　觉　器

第一节　视　　器

一、实验指导

（一）实验方法

眼的结构精细复杂，实验需将活体、标本和挂图、模型结合起来观察；实验老师给学生明确实验要点和要求，学生自主学习，最后示教。课后作业：眼球的水平切面（画图）。

（二）实验内容

观察睑结膜、球结膜、巩膜、角膜、瞳孔、虹膜、晶状体、睫状突、睫状体、睫状小带、眼前房及眼后房、玻璃体、视网膜、视神经盘、脉络膜；观察上睑提肌，上、下、内、外直肌和上、下斜肌的位置和肌束的方向；泪腺的位置、形态；泪囊的位置，形态及其与上下泪小管及鼻泪管的关系；眼动脉的行程及其发出的视网膜中央动脉。

二、学习指导

（一）学习目标

掌握　眼球壁的层次、分部及各部的形态特征，黄斑、视神经盘的概念；眼球内容物、眼的屈光装置的组成、形态特点及房水的循环途径。

熟悉　眼睑、结膜、泪器、眼球外肌的组成、位置、功能及临床意义，泪液的产生和排出途径。

了解　感觉器的概念及感受器的分类，瞳孔大小、晶状体凸度的调节机制。

（二）学习要点

眼球外肌的名称、起止、作用及神经支配见表 11-1。

表 11-1　眼球外肌的名称、起止、作用及神经支配

名称	起点	止点	作用	神经支配
上睑提肌	眶壁	上眼睑	上提上睑	动眼神经
上直肌	总腱环	眼球壁（巩膜、赤道平面以前）	使眼球向内上方转动	动眼神经
下直肌	总腱环	眼球壁（巩膜、赤道平面以前）	使眼球向内下方转动	动眼神经
内直肌	总腱环	眼球壁（巩膜、赤道平面以前）	使眼球向内侧转动	动眼神经
外直肌	总腱环	眼球壁（巩膜、赤道平面以前）	使眼球向外侧转动	展神经
上斜肌	总腱环	眼球壁（巩膜、赤道平面以后）	使眼球向外下方转动	滑车神经
下斜肌	眶下壁	眼球壁（巩膜、赤道平面以后）	使眼球向外上方转动	动眼神经

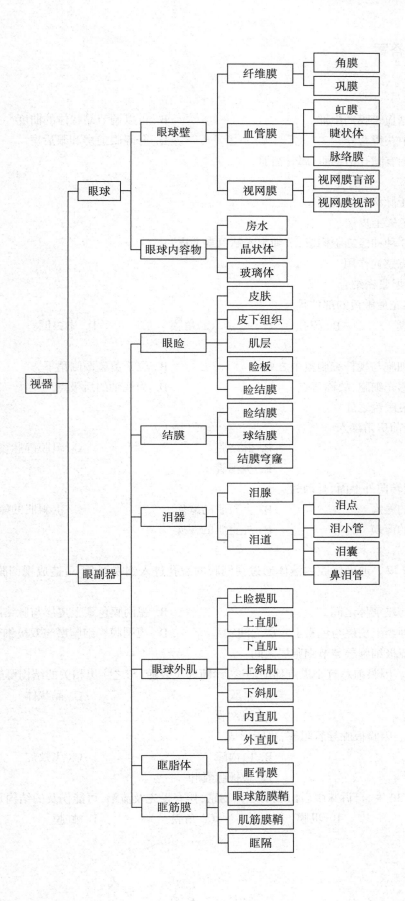

三、习题及答案

A1 型题

1. 虹膜
   A. 位于眼球血管膜的中部
   B. 可以调节晶状体的曲度
   C. 从房水中获得营养
   D. 分隔眼前房和眼后房
   E. 瞳孔周围有瞳孔括约肌,属骨骼肌

2. 视网膜
   A. 全部贴于脉络膜的内面
   B. 外层为色素上皮层
   C. 内层由 3 种神经细胞构成,节细胞紧贴色素上皮
   D. 各处均有感光作用
   E. 内、外两层紧密结合

3. 视网膜上感光最敏锐的部位是
   A. 视神经盘　　　　B. 瞳孔　　　　C. 角膜　　　　D. 中央凹　　　　E. 晶状体

4. 视神经盘
   A. 为视锥细胞与视杆细胞集中之处
   B. 位于黄斑颞侧稍下方
   C. 此处无感光细胞,故称盲点
   D. 为视轴的后极点
   E. 是感光最敏锐之处

5. 房水回流经前房角渗入
   A. 泪囊　　　　　　B. 脉络膜　　　　　　C. 巩膜静脉窦
   D. 眼静脉　　　　　E. 鼻泪管

6. 若瞳孔不能转向外上面,是因为
   A. 下直肌的瘫痪　　　B. 上直肌的瘫痪　　　C. 上斜肌的瘫痪
   D. 下斜肌的瘫痪　　　E. 外直肌的瘫痪

A2 型题

1. 患者,男,37 岁。玻璃体腔内液体通过视网膜的裂孔进入到视网膜下,造成视网膜脱落。视网膜脱落发生在
   A. 视网膜与玻璃体之间
   B. 视网膜色素上皮层与脉络膜之间
   C. 视网膜神经上皮层与色素上皮层之间
   D. 视网膜视细胞层与双极细胞层之间
   E. 视网膜双极细胞层与节细胞层之间

2. 女性,38 岁。因眼前总有小黑点移动就诊,诊断为飞蚊症,与之疾患相关的结构可能是
   A. 角膜　　　　　　B. 虹膜　　　　　　C. 晶状体
   D. 玻璃体　　　　　E. 视网膜

3. 男性,58 岁。因睑板腺导管阻塞,可能形成
   A. 青光眼　　　　　B. 白内障　　　　　C. 飞蚊症
   D. 睑腺炎　　　　　E. 睑板腺囊肿

4. 患者,男性,30 岁,自诉眯眼后出现明显异物感,伴有畏光及流泪,可能伤及的结构是
   A. 结膜　　　　B. 巩膜　　　　C. 角膜　　　　D. 虹膜　　　　E. 眼睑

答案

A1 型题

1. D.　　2. B.　　3. D.　　4. C.　　5. C.　　6. D

A2 型题

1. C.　　2. D.　　3. E.　　4. A

（赵云鹤）

第二节　前庭蜗器

一、实验指导

(一) 实验方法

前庭蜗器实验需将活体、挂图、标本和模型结合起来观察；首先实验老师给学生明确要求，学生自主学习，最后示教；课后作业：耳蜗轴切面（画图）。

(二) 实验内容

观察耳郭、外耳道、鼓膜、鼓室、咽鼓管和骨迷路及膜迷路各部；鼓室的壁及内容物、听小骨及听骨链；耳蜗内部构造；理解声波的传导。

二、学习指导

(一) 学习目标

掌握　掌握鼓膜的位置、形态特点；鼓室、咽鼓管的位置、交通关系及临床意义；骨迷路、膜迷路的组成及各部形态特点；位置觉感受器和听觉感受器的名称、位置及作用。

熟悉　外耳道的形态、分部和幼儿外耳道的特点；鼓室六个壁的名称及临床意义，声波的传导途径。

了解　听小骨的名称和作用，鼓膜张肌和镫骨肌的作用。

(二) 学习要点

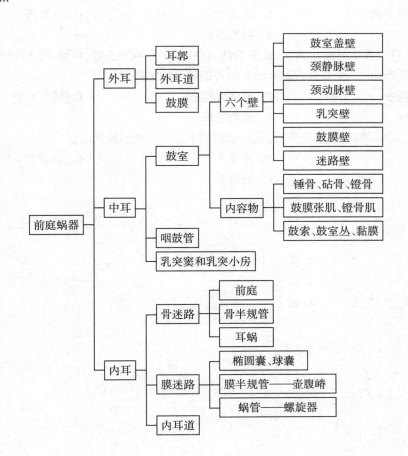

三、习题及答案

A1 型题

1. 关于鼓室的描述,**不正确**的是

    A. 由六个壁围成
                  B. 鼓室即中耳,内有三块听小骨

    C. 上壁借鼓室盖与颅中窝相邻
        D. 鼓室内邻内耳的前庭

    E. 镫骨底封闭前庭窗

2. 对咽鼓管的描述,正确的是

    A. 连通鼻腔与鼓室
      B. 为一弯曲的骨性管道
      C. 其咽口平时开放

    D. 鼓口开口于鼓室前壁
    E. 幼儿此管短而平,管径较小

3. **不属于**膜迷路的结构是

    A. 球囊
            B. 耳蜗
            C. 蜗管

    D. 椭圆囊
        E. 膜半规管

4. 听觉感受器位于

    A. 前庭膜
          B. 基底膜
         C. 壶腹嵴

    D. 椭圆囊斑
       E. 球囊斑

A2 型题

1. 某患者因听力下降到医院就诊,临床上诊断为传导性耳聋,可能损伤的结构是

    A. 蜗神经
         B. 螺旋器
         C. 前庭神经

    D. 听骨链
         E. 椭圆囊

2. 患儿,8 个月,上呼吸道感染后出现高热,哭闹,经检查诊断为急性中耳炎,该病的发生可能与下列有关的结构是

    A. 鼓膜张肌半管
      B. 乳突
         C. 外耳道

    D. 咽鼓管
         E. 前庭窗

3. 成年病人右耳慢性中耳炎十余年,近来发热、呕吐并伴有剧烈头痛,颅腔 CT 检查诊断为右颞叶脑脓肿,考虑由慢性中耳炎引起。炎症造成颞叶脑脓肿可能破坏的结构是

    A. 鼓室内侧壁
      B. 鼓室外侧壁
        C. 鼓室前壁

    D. 鼓室后壁
        E. 鼓室上壁

4. 男性,66 岁。因耳鸣行耳镜检查,可见在鼓膜前下方的三角形反光区是

    A. 岬
          B. 光锥
          C. 前庭窗

    D. 锥隆起
       E. 鼓膜脐

答案

A1 型题

1. B   2. D   3. B   4. B

A2 型题

1. D   2. D   3. E   4. B

(赵云鹤)

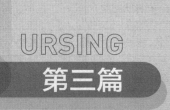

第三篇

人体主要器官的微细结构

第十二章 消 化 系 统

一、实验指导

(一) 实验方法

消化管的管壁具有共同的一般结构特点,观察切片时首先从 4 倍或 10 倍物镜去观察辨认消化管管壁的四层:黏膜、黏膜下层、肌层和外膜,黏膜层和黏膜下层是重点观察内容,可在 40 倍物镜下进一步观察。

(二) 实验内容

消化管实验内容:观察食管、胃底(胃体)、胃幽门、十二指肠、空肠、回肠和结肠的管壁结构,尤其是各个器官特有的结构或者细胞要重点观察,如食管腺,胃底腺和其中的主细胞与壁细胞,幽门腺,小肠的皱襞、绒毛、小肠腺(帕内特细胞)和中央乳糜管,十二指肠腺,回肠的集合淋巴小结,大肠腺等。此外,各段消化管的黏膜下层和肌层均可去寻找是否切到黏膜下或肌间神经丛。

消化腺实验内容:观察三大唾液腺的腺泡和导管;重点识别胰腺的外分泌部(浆液性腺泡、泡心细胞、闰管、小叶内导管和小叶间导管)和内分泌部(胰岛);观察肝脏的肝小叶(肝细胞、肝血窦、肝巨噬细胞、胆小管和中央静脉)、小叶下静脉和辨认门管区里的小叶间动脉、小叶间静脉和小叶间胆管。

二、学习指导

(一) 学习目标

掌握　食管、胃、三段小肠和大肠的结构特点;胰腺外分泌部、胰岛和肝小叶、门管区的显微结构。

熟悉　大唾液腺的组织结构,胰腺外分泌部和胰岛的主要功能。

了解　肝小叶与门管区的关系。

(二) 学习要点

在理解消化管管壁一般结构特点的基础上,学习各段消化管特有的结构特点,注意将结构与功能相联系。消化腺部分包括:唾液腺的三种腺泡的特点;胰腺外分泌部和胰岛的光镜结构特点;肝小叶的组成部分,门管区的概念和内部的结构。

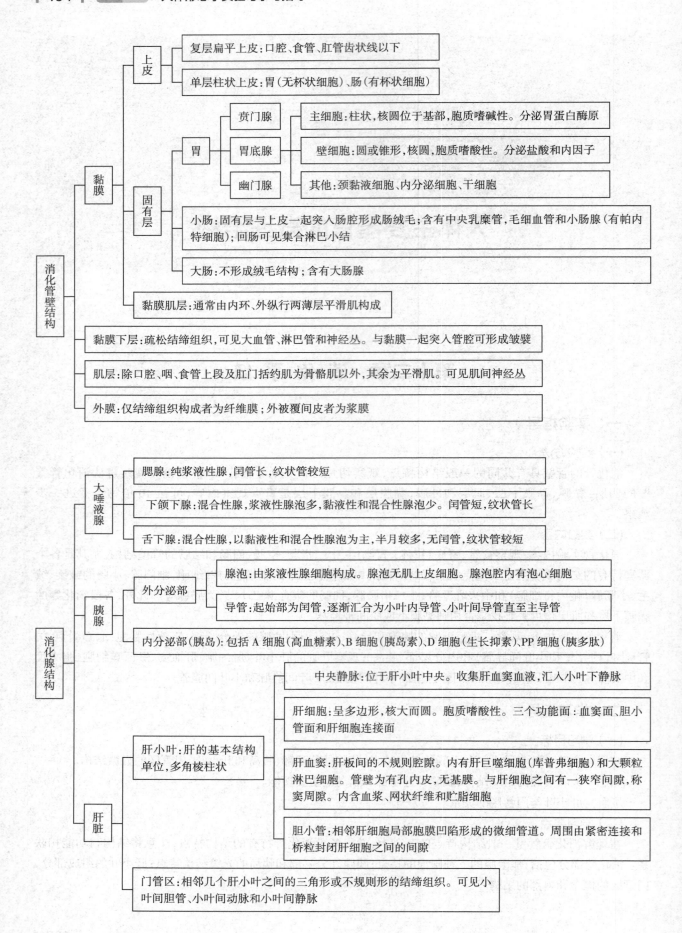

三、习题及答案

A1 型题

1. 消化管壁各段结构差异最大的部位是
   - A. 黏膜
   - B. 黏膜肌层
   - C. 黏膜下层
   - D. 肌层
   - E. 外膜

2. 关于食管结构的描述,正确的是
   - A. 黏膜上皮为假复层柱状上皮
   - B. 黏膜肌层有内环外纵两层平滑肌
   - C. 固有层常有食管腺
   - D. 黏膜下层有黏液性腺
   - E. 外膜为浆膜

3. 关于胃底腺的描述,正确的是
   - A. 位于胃体及胃底部的黏膜下层
   - B. 开口于胃小凹的底部
   - C. 具有黏液性腺泡的特点
   - D. 壁细胞主要分布在腺的底部
   - E. 主细胞主要分布在腺的颈部

4. 胃底腺合成和分泌盐酸的细胞是
   - A. 主细胞
   - B. 壁细胞
   - C. 颈黏液细胞
   - D. 胃小凹上皮细胞
   - E. 干细胞

5. 促进维生素 B_{12} 吸收的内因子来自
   - A. 主细胞
   - B. 颈黏液细胞
   - C. 胃小凹上皮细胞
   - D. 壁细胞
   - E. 胃内分泌细胞

6. 胃底腺主细胞分泌
   - A. 内因子
   - B. 胃蛋白酶
   - C. 黏蛋白
   - D. 胃蛋白酶原
   - E. 胃蛋白酶和内因子

7. 壁细胞的结构特征是
   - A. 主要分布在胃底腺的体部和底部
   - B. 细胞呈柱状
   - C. 细胞核圆形,位于基部
   - D. 胞质嗜碱性
   - E. 细胞游离面的质膜内陷形成细胞内分泌小管

8. 腔面有绒毛的器官是
   - A. 食管
   - B. 胃
   - C. 小肠
   - D. 大肠
   - E. 阑尾

9. 黏膜上皮内无杯状细胞的消化管是
   - A. 胃
   - B. 十二指肠
   - C. 空肠和回肠
   - D. 结肠
   - E. 直肠

10. 小肠腺特有的细胞是
    - A. 柱状细胞
    - B. 杯状细胞
    - C. 帕内特细胞
    - D. 内分泌细胞
    - E. 干细胞

11. 十二指肠与空肠结构的主要区别是
    - A. 皱襞的形状
    - B. 绒毛的数目
    - C. 小肠腺的位置
    - D. 小肠腺的有无
    - E. 黏膜下层有无腺体

12. 复层扁平上皮与单层柱状上皮交界处在
    - A. 食管与胃贲门之间
    - B. 口腔与咽之间
    - C. 咽与食管之间
    - D. 胃与十二指肠之间
    - E. 回肠与盲肠之间

13. 关于中央乳糜管的描述,正确的是

    A. 位于绒毛根部的结缔组织中

    B. 属于毛细淋巴管

    C. 上皮细胞吸收的氨基酸、单糖进入中央乳糜管

    D. 周围有较多的小肠腺

    E. 周围有较多的帕内特细胞

14. 属于大肠结构特征的是

    A. 含大量杯状细胞的假复层柱状上皮   B. 固有层有大量直管状肠腺

    C. 黏膜下层有大量的大肠腺   D. 肌层是骨骼肌

    E. 外膜主要是纤维膜

15. 集合淋巴小结出现在

    A. 食管   B. 空肠   C. 十二指肠

    D. 回肠   E. 结肠

16. 组成半月的细胞是

    A. 浆液性腺细胞   B. 黏液性腺细胞

    C. 泡心细胞   D. 闰管上皮细胞

    E. 浆液性腺细胞和黏液性腺细胞

17. 无闰管的腺体是

    A. 腮腺   B. 下颌下腺   C. 舌下腺

    D. 胰腺   E. 舌下腺和胰腺

18. 胰腺腺泡特点是

    A. 浆液性腺泡,无肌上皮细胞,有泡心细胞

    B. 浆液性腺泡,有肌上皮细胞,无泡心细胞

    C. 黏液性腺泡,无肌上皮细胞,有泡心细胞

    D. 混合性腺泡,有肌上皮细胞,无泡心细胞

    E. 黏液性腺泡,有肌上皮细胞,无泡心细胞

19. 关于胰岛的描述,正确的是

    A. 是大小一致的细胞团

    B. 胰岛内有较多的小导管

    C. 胰岛细胞的分泌物释放入导管

    D. 胰岛细胞之间有丰富的毛细血管

    E. HE 染色切片中容易区分胰岛细胞的种类

20. 肝的基本结构单位是

    A. 肝板   B. 肝血窦   C. 肝细胞

    D. 肝小叶   E. 胆小管

21. 窦周隙位于

    A. 相邻两肝细胞之间   B. 肝巨噬细胞与血窦内皮之间

    C. 肝细胞与血窦内皮之间   D. 肝细胞与血窦内皮基膜之间

    E. 肝贮脂细胞与肝血窦内皮之间

22. 肝门管区内**不存在**的结构是

    A. 小叶间动脉   B. 小叶间静脉   C. 小叶间结缔组织

    D. 小叶间胆管   E. 小叶下静脉

23. 胆小管的管壁是
    A. 单层立方上皮　　　　　　B. 单层扁平上皮　　　　　　C. 单层柱状上皮
    D. 假复层柱状上皮　　　　　E. 肝细胞膜

24. 分泌胆汁的细胞是
    A. 小叶间胆管上皮细胞　　　B. 肝细胞　　　　　　　　　C. 库普弗细胞
    D. 肝贮脂细胞　　　　　　　E. 肝血窦内皮细胞

25. 窦周隙内有
    A. 库普弗细胞　　　　　　　B. 贮脂细胞　　　　　　　　C. 内皮细胞
    D. 血细胞　　　　　　　　　E. 网状细胞

26. 关于肝血窦的描述,正确的是
    A. 内皮细胞有孔,孔上有隔膜,内皮外有基膜
    B. 内皮细胞有孔,孔上无隔膜,内皮外有基膜
    C. 内皮细胞有孔,孔上无隔膜,内皮外无基膜
    D. 内皮细胞无孔,内皮外无基膜
    E. 内皮细胞无孔,内皮外有基膜

27. 黏膜下层有腺体的是
    A. 胃和食管　　　　　　　　B. 食管和十二指肠　　　　　C. 空肠和十二指肠
    D. 食管和回肠　　　　　　　E. 食管和结肠

28. 分泌胰岛素的细胞是
    A. D 细胞　　　　　　　　　B. A 细胞　　　　　　　　　C. PP 细胞
    D. B 细胞　　　　　　　　　E. G 细胞

29. 腺体是混合性腺,且以浆液性腺泡居多的是
    A. 腮腺　　　　　　　　　　B. 下颌下腺　　　　　　　　C. 十二指肠腺
    D. 胰腺　　　　　　　　　　E. 舌下腺

30. 肝血窦的血液直接汇入
    A. 中央静脉　　　　　　　　B. 小叶下静脉　　　　　　　C. 小叶间动脉
    D. 小叶间静脉　　　　　　　E. 门静脉

A2 型题

1. 患者,男,40 岁,上腹部疼痛,伴反酸、嗳气,胃镜检查结果显示为胃幽门部溃疡。该患者发病的机制可能是
    A. 壁细胞分泌盐酸过多
    B. 表面黏液细胞分泌的 HCO_3^- 过多
    C. 壁细胞分泌盐酸过少
    D. 主细胞分泌的胃蛋白酶原过少
    E. 颈黏液细胞分泌的黏液过多

2. 患者,男,70 岁,食欲减退,厌食、乏力,并有黄疸。既往患有乙型肝炎,经 B 超检查诊断为肝硬化。该患者肝内纤维增多与下列细胞有关的是
    A. 肝巨噬细胞　　　　　　　B. 肝细胞　　　　　　　　　C. 大颗粒淋巴细胞
    D. 肝血窦内皮细胞　　　　　E. 贮脂细胞

3. 患者,男,70 岁,食欲减退,厌食、乏力,并有黄疸。既往患有乙型肝炎,经 B 超检查诊断为肝硬化。该患者引起黄疸的主要原因是
    A. 肝细胞分泌胆汁异常增多
    B. 肝细胞损伤导致胆小管周围细胞连接破坏,胆汁外溢

C. 胆囊炎症

D. 肝血窦通透性增加

E. 窦周隙增大

4. 患儿,男,8 岁,经常感觉口渴,饮水量和饭量增多,伴有乏力和消瘦。血糖检查显著增高,诊断为糖尿病。可导致该患儿发病的功能损伤细胞是

A. D 细胞   B. PP 细胞   C. A 细胞

D. B 细胞   E. 泡心细胞

答案

A1 型题

1. A   2. D   3. B   4. B   5. D   6. D   7. E   8. C   9. A   10. C

11. E   12. A   13. B   14. B   15. D   16. A   17. C   18. A   19. D   20. D

21. C   22. E   23. E   24. B   25. B   26. C   27. B   28. D   29. B   30. A

A2 型题

1. A   2. E   3. B   4. D

(叶翠芳)

第十三章 呼 吸 系 统

一、实验指导

(一) 实验方法

观察气管和肺切片时,首先从 4 倍或 10 倍物镜观察气管、肺导气部和呼吸部管壁的结构特点和变化规律。管壁的重点结构如腺体和软骨以及肺泡的两种上皮细胞和尘细胞可进一步用 40 倍物镜观察。

(二) 实验内容

观察气管切片时,首先从 4 倍或 10 倍物镜观察管壁的三层结构:黏膜、黏膜下层和外膜。再用 40 倍物镜观察黏膜中的假复层纤毛柱状上皮和混合性的气管腺,观察外膜时注意其中的透明软骨和平滑肌的位置关系。观察肺切片时,首先从 4 倍或 10 倍物镜识别导气部的小支气管、细支气管和终末细支气管,注意管壁中上皮、腺体和软骨片的变化特点,以及呼吸部的呼吸性细支气管、肺泡管和肺泡囊管壁结构的变化特点,重点结构如腺体和软骨片可进一步用高倍镜观察。此外,在 40 倍镜下观察肺泡的两种上皮细胞和尘细胞。

二、学习指导

(一) 学习目标

掌握　肺导气部、呼吸部的显微结构特点,气血屏障的组成及与功能的关系。

熟悉　气管、主支气管管壁的显微结构特点。

(二) 学习要点

学习肺导气部和呼吸部的组成,以及各组成部分的结构特点。结合功能理解气血屏障的组成。

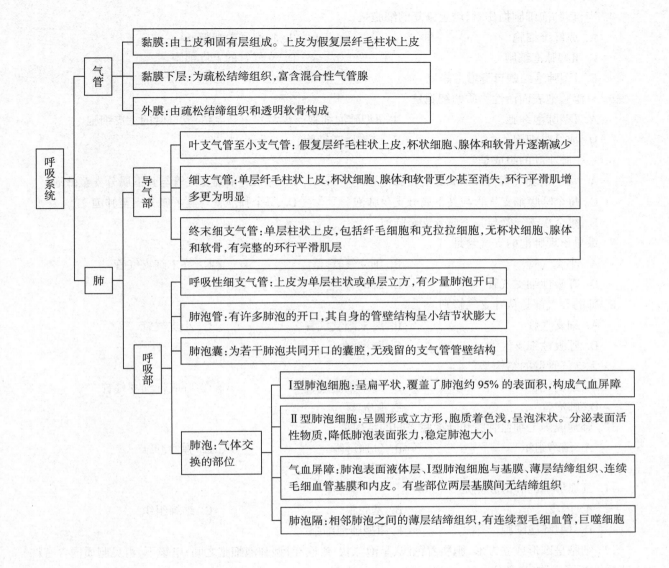

三、习题及答案

A1 型题

1. 构成气管上皮的细胞是

　　A. 纤毛细胞、杯状细胞、刷细胞、基细胞

　　B. 纤毛细胞、杯状细胞、刷细胞、克拉拉细胞

　　C. 纤毛细胞、杯状细胞、刷细胞、小颗粒细胞、基细胞

　　D. 杯状细胞、刷细胞、克拉拉细胞、小颗粒细胞、基细胞

　　E. 纤毛细胞、杯状细胞、刷细胞、克拉拉细胞、小颗粒细胞

2. 紧邻气管固有层外侧的是

　　A. 上皮　　　　　　　　　B. 黏膜肌层　　　　　　　　C. 黏膜下层

　　D. 肌层　　　　　　　　　E. 外膜

3. 上皮内无杯状细胞、上皮外无腺体和软骨,管壁上无肺泡开口的结构是

　　A. 叶支气管　　　　　　　B. 段支气管　　　　　　　　C. 小支气管

　　D. 细支气管　　　　　　　E. 终末细支气管

4. 当I型肺泡细胞损伤时,增生修复的细胞是

    A. 成纤维细胞   B. 肺泡巨噬细胞

    C. II型肺泡细胞   D. 支气管的上皮细胞

    E. I型肺泡细胞自身增生修复

5. 分泌肺泡表面活性物质的细胞是

    A. I型肺泡细胞   B. II型肺泡细胞   C. 支气管的上皮细胞

    D. 成纤维细胞   E. 肺泡巨噬细胞

6. 一个肺小叶的组成是

    A. 每个细支气管与其下属分支至肺泡   B. 每个终末细支气管与其下属分支至肺泡

    C. 每个呼吸细支气管与其下属分支至肺泡   D. 每个肺泡管与其下属分支至肺泡

    E. 每个小支气管与其下属分支至肺泡

7. 最早出现肺泡的支气管是

    A. 小支气管   B. 细支气管   C. 终末细支气管

    D. 呼吸性细支气管   E. 肺泡管

8. 肺的导气部是从叶支气管到

    A. 细支气管   B. 终末细支气管   C. 小支气管

    D. 呼吸性细支气管   E. 肺泡管

9. 无支气管壁的结构是

    A. 细支气管   B. 终末细支气管   C. 呼吸性细支气管

    D. 肺泡管   E. 肺泡囊

10. 肺泡隔内毛细血管腔和肺泡腔之间的结构是

    A. 结缔组织   B. 气血屏障   C. 弹性纤维

    D. 内皮   E. 间皮

11. 气血屏障的肺泡腔侧是

    A. 内皮   B. 基底膜   C. 结缔组织

    D. I型肺泡细胞   E. II型肺泡细胞

12. 细胞呈圆形或立方形,胞质着色浅、呈泡沫状,镶嵌在I型肺泡细胞之间;电镜下,可见胞质内含有许多嗜锇性板层小体;具备这些特征的细胞是

    A. 内皮细胞   B. 脂肪细胞   C. 肺泡巨噬细胞

    D. I型肺泡细胞   E. II型肺泡细胞

13. 尘细胞的前身是

    A. 内皮细胞   B. 脂肪细胞   C. 肺泡巨噬细胞

    D. I型肺泡细胞   E. II型肺泡细胞

14. 气管的后壁缺乏

    A. 气管上皮   B. 结缔组织   C. 平滑肌

    D. 气管腺   E. 气管软骨

15. 在肺泡管,相邻肺泡之间的小结节状膨大是残留的

    A. 支气管上皮   B. 软骨组织   C. 平滑肌

    D. 支气管壁   E. 支气管腺

16. 延续为肺泡囊的结构是

    A. 小支气管   B. 细支气管   C. 呼吸性细支气管

    D. 终末细支气管   E. 肺泡管

17. 上皮是单层纤毛柱状、有少量杯状细胞,上皮外侧的结缔组织中有少量小软骨片和腺体,该部位是

 A. 小支气管　　　　B. 细支气管　　　　C. 呼吸性细支气管

 D. 终末细支气管　　E. 肺泡管

18. 属于Ⅰ型肺泡细胞特征的是

 A. 呈圆形或立方形

 B. 胞质着色浅,呈泡沫状

 C. 无增殖能力

 D. 电镜下,可见胞质内含有许多嗜锇性板层小体

 E. 合成与分泌功能受到抑制时,可引起肺泡塌陷

19. 为若干肺泡共同开口的管腔,其肺泡之间肺泡隔的末端无残留的支气管管壁,具备这些结构特征的是

 A. 细支气管　　　　B. 终末细支气管　　C. 呼吸性细支气管

 D. 肺泡管　　　　　E. 肺泡囊

20. 属于Ⅱ型肺泡细胞特征的是

 A. 呈扁平状,含核部分略厚,其余部分很薄

 B. 胞质着色浅,呈泡沫状

 C. 电镜下,胞质内有少量细胞器及较多的吞饮小泡

 D. 覆盖了肺泡约 95% 的表面积

 E. 参与构成气血屏障

A2 型题

1. 患者,男,70 岁,反复咳嗽、咳痰 3 年余,近 3 个月再次出现咳嗽、咳痰、喘息、气促。吸烟 45 年,每日吸 10 支烟。双肺听诊:呼吸音粗糙,可闻湿啰音。胸部 X 线检查显示:双肺纹理增粗、增多。诊断为:慢性支气管炎。长期吸烟引起患者痰液增多的主要原因是

 A. 杯状细胞分泌亢进,纤毛细胞功能减退

 B. 杯状细胞和纤毛细胞的数量减少

 C. 刷细胞分泌亢进,纤毛细胞功能减退

 D. 基细胞分泌亢进,纤毛细胞功能减退

 E. 小颗粒细胞分泌亢进,纤毛细胞功能减退

2. 早产儿,胎龄 28 周,女,出生后 2h,出现呼吸窘迫,呼吸频率 >60 次 /min,且进行性加重,口唇发绀。双肺听诊:呼吸音减弱,可闻湿啰音。胸部 X 片检查显示:双肺野细颗粒状阴影,支气管充气征,即在普遍性肺泡不张(白色)的背景下,呈树枝状充气的支气管(黑色)清晰显示。诊断为:新生儿呼吸窘迫综合征(新生儿肺透明膜病)。引起该患儿肺泡不张的主要原因是

 A. 支气管上皮纤毛细胞发育不全　　　　B. Ⅱ型肺泡细胞发育不全

 C. Ⅰ型肺泡细胞发育不全　　　　　　　D. 肺泡巨噬细胞发育不全

 E. 支气管上皮杯状细胞发育不全

答案

A1 型题

1. C 2. C 3. E 4. C 5. B 6. A 7. D 8. B 9. E 10. B

11. D 12. E 13. C 14. E 15. D 16. E 17. B 18. C 19. E 20. B

A2 型题

1. A 2. B

（叶翠芳）

第十四章　泌　尿　系　统

一、实验指导

(一) 实验方法

泌尿系统中肾和排尿管道分属实质性器官和空腔器官,注意这两类器官不同的组织结构特征,重点观察和学习肾的结构,着重注意以下几点:①肾组织结构复杂,根据分布特点寻找和识别肾小体和肾小管各段,然后关联功能对重点结构进行观察学习和理解;②球旁复合体光镜下不易识别,需结合多切片、多视野进行观察学习,老师注意适时示教讲解;③每次上课老师须给学生明确要求,学生自主学习,重难点进行示教;④课后绘出高倍镜下肾皮质局部结构。

(二) 实验内容

观察肾皮质和髓质的位置,识别皮质中的血管球、肾小囊、近端小管曲部和远端小管曲部并掌握它们的结构特征,识别髓质中的近端小管直部、远端小管直部、细段和集合管,观察球旁复合体的组成并识别致密斑;观察膀胱壁的结构分层;老师示教输尿管的结构特征。

二、学习指导

(一) 学习目标

掌握　肾单位的组成,肾小体的光镜、电镜结构及其与原尿生成的关系,肾小管的组成及各段对应功能,滤过膜的结构和功能;球旁复合体的组成、形态结构和功能。

熟悉　肾小管和集合管系的组织结构特征,肾血循环的特点;膀胱的一般结构。

了解　输尿管的一般结构。

(二) 学习要点

泌尿系统中肾是重点学习器官,抓住肾单位和球旁复合体两个重要结构;学习肾单位的组织结构须关联它们在尿液生成中的作用;学习球旁复合体时注意三种细胞的结构关系及功能协同性。

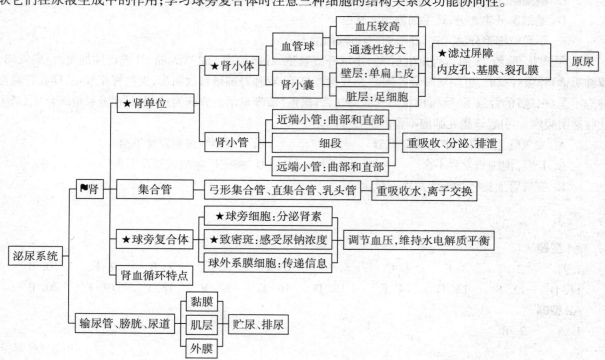

三、习题及答案

A1 型题

1. 肾单位的组成**不包括**

 A. 血管球   B. 肾小囊   C. 近端小管

 D. 远端小管   E. 集合管

2. 肾小体位于

 A. 皮质迷路和髓放线   B. 肾锥体和髓放线   C. 皮质迷路和肾柱

 D. 肾锥体和肾柱   E. 肾乳头

3. 关于肾小体的结构特征,**错误**的是

 A. 由血管球和肾小囊组成   B. 可分为血管极和尿极

 C. 尿极与远曲小管相连   D. 血管极处有入球和出球微动脉出入

 E. 血管球是有孔毛细血管

4. 关于肾小体血管球,**错误**的是

 A. 由一条出球微动脉分支形成

 B. 是动脉性毛细血管网

 C. 是有孔毛细血管

 D. 参与构成滤过屏障

 E. 入球微动脉较出球微动脉管径大,毛细血管压力大

5. 有关血管球的描述,**错误**的是

 A. 由毛细血管袢组成   B. 与肾小体尿极相连

 C. 毛细血管为有孔型   D. 血管系膜位于毛细血管之间

 E. 位于入球微动脉和出球微动脉之间

6. 下列关于血管系膜的描述,**错误**的是

 A. 又称球内系膜

 B. 位于血管球毛细血管之间

 C. 由球内系膜细胞和基质组成

 D. 球内系膜细胞主要功能是维持基膜的正常结构和特性

 E. 来自尿极处的少量结缔组织

7. 滤过屏障的结构是

 A. 连续内皮、基膜和足细胞裂孔膜   B. 连续内皮、基膜和系膜细胞

 C. 连续内皮、基膜和脚板   D. 有孔内皮、基膜

 E. 有孔内皮、基膜和足细胞裂孔膜

8. 肾小囊特点之一是

 A. 为双层囊,血管球位于内层与外层之间

 B. 内层为立方上皮,与近端小管相连

 C. 外层为扁平上皮,包在毛细血管外面

 D. 内层的足细胞形态特殊,包在毛细血管的外面

 E. 不参与组成滤过屏障

9. 下列关于足细胞的描述,**错误**的是

 A. 为肾小囊脏层细胞

 B. 细胞有初级突起、次级突起

 C. 相邻次级突起之间有裂孔,孔上有裂孔膜覆盖

D. 因胞体较大,光镜下容易与内皮细胞和系膜细胞区分

E. 参与构成滤过屏障

10. 在正常情况下,可通过滤过屏障的物质是

    A. 血浆成分

    B. 除大分子及带负电荷物质以外的血浆成分

    C. 除葡萄糖、氨基酸以外的血浆成分

    D. 除多肽、尿素等以外的血浆成分

    E. 少量红细胞和血浆成分

11. 关于肾小管的描述,**错误**的是

    A. 和肾小体共同构成肾单位　　　　　　　B. 包括近端小管、细段和远端小管

    C. 是原尿重吸收的主要部位　　　　　　　D. 是长而弯曲多分支的小管

    E. 管壁为单层上皮

12. 肾小管腔面的微绒毛最发达的是

    A. 近曲小管　　　　　　　　B. 近直小管　　　　　　　　C. 细段

    D. 远直小管　　　　　　　　E. 远曲小管

13. 肾小管受醛固酮和抗利尿激素的调节的是

    A. 近曲小管　　　　　　　　B. 近直小管　　　　　　　　C. 细段

    D. 远直小管　　　　　　　　E. 远曲小管

14. HE 染色切片近端小管上皮细胞分界不清是因为

    A. 胞质嗜酸性强,染色深　　　　　　　　B. 相邻细胞的侧突相互嵌合

    C. 细胞排列紧密　　　　　　　　　　　　D. 细胞膜较薄

    E. 微绒毛发达

15. 关于集合管系的描述,**错误**的是

    A. 从皮质行向髓质

    B. 整个集合管系的管径由细逐渐增粗

    C. 上皮为单层立方或单层柱状

    D. 输送尿液,无吸收和分泌作用

    E. 集合管系的上皮细胞胞质清亮,界限清楚

16. 肾内最终形成终尿的部位是

    A. 肾盏　　　　　　　　　　B. 集合管　　　　　　　　　C. 远端小管直部

    D. 远端小管曲部　　　　　　E. 细段

17. 球外系膜细胞位于

    A. 出、入球微动脉和致密斑之间的三角区内

    B. 肾小体血管极处,与足细胞相延续

    C. 肾小体尿极处,与球内系膜细胞相延续

    D. 肾小体尿极处,与肾小囊壁层相延续

    E. 肾小体血管极处,与肾小囊壁层相延续

18. 球旁细胞是由

    A. 入球微动脉的内皮细胞分化而来

    B. 出球微动脉的内皮细胞分化而来

    C. 入球微动脉的平滑肌细胞分化而来

    D. 出球微动脉的平滑肌细胞分化而来

    E. 未分化的间充质细胞分化而来

19. 致密斑是由
    A. 近端小管上皮细胞分化而来
    B. 远端小管上皮细胞分化而来
    C. 细段上皮细胞分化而来
    D. 集合管上皮细胞分化而来
    E. 乳头管上皮细胞分化而来

20. 球旁细胞和致密斑的功能,正确的是
    A. 前者分泌血管紧张素,后者分泌醛固酮
    B. 前者分泌肾素,后者感受近端小管尿液中 K^+ 的变化
    C. 前者分泌肾素,后者感受近端小管尿液中 Na^+ 的变化
    D. 前者分泌肾素,后者分泌醛固酮
    E. 前者分泌肾素,后者感受远端小管尿液中 Na^+ 的变化

21. 球旁复合体包括
    A. 足细胞、球旁细胞、球外系膜细胞
    B. 球旁细胞、球内系膜细胞、球外系膜细胞
    C. 球旁细胞、远端小管细胞、球外系膜细胞
    D. 球旁细胞、致密斑、球外系膜细胞
    E. 致密斑、球内系膜细胞、球外系膜细胞

22. 能分泌肾素的细胞是
    A. 足细胞
    B. 球外系膜细胞
    C. 球旁细胞
    D. 远曲小管上皮细胞
    E. 近曲小管上皮细胞

23. 与肾小管重吸收功能有直接关系的血管是
    A. 球后毛细血管
    B. 出球微动脉
    C. 小叶间动脉
    D. 入球微动脉
    E. 血管球毛细血管

24. 关于膀胱的结构,正确的是
    A. 分为黏膜、黏膜下层和外膜三层
    B. 黏膜上皮为变移上皮
    C. 固有层含较多的腺体
    D. 外膜全部为浆膜
    E. 上皮细胞的层数和形态固定不变

25. 关于输尿管的描述,**错误**的是
    A. 管壁由黏膜、肌层、外膜组成
    B. 外膜为浆膜
    C. 上 2/3 段肌层为内纵、外环
    D. 下 1/3 段肌层为内纵、中环、外纵
    E. 内表面被覆变移上皮

A2 型题

1. 患者,男,36 岁,出现眼睑和下肢水肿,尿常规检查发现尿蛋白 ++、尿潜血 ++,请问尿液检查异常主要是因为损伤了
    A. 血管系膜
    B. 球外系膜细胞
    C. 致密斑
    D. 滤过屏障
    E. 足细胞

2. 患者,女,42 岁,有慢性肾炎史。近期出现尿量增多,检查显示尿 β2 微球蛋白、α1 微球蛋白增高,导致上述异常的结构和功能受损处是
    A. 远端小管尿浓缩和近端小管重吸收
    B. 近端小管尿浓缩和远端小管重吸收
    C. 近端小管尿浓缩和肾小体过滤
    D. 集合管尿浓缩和远端小管重吸收
    E. 细段尿浓缩和远端小管重吸收

3. 患者,男,56 岁,有高血压史 8 年。近期体检发现尿蛋白 +++、尿潜血 ++,出现该现象影响的结构和功能是
    A. 球后毛细血管重吸收
    B. 球后毛细血管过滤
    C. 血管球过滤
    D. 血管球重吸收
    E. U 形血管袢重吸收

4. 患者,男,40岁,慢性肾炎多年。近期病情加重,血肌酐显著升高,同时血常规检查显示血红蛋白 105g/L↓,红细胞 3.25×10^{12}/L↓,血细胞比容 18.9%↓。请问该患者出现贫血的主要原因是影响了

    A. 肾间质细胞分泌的肾素　　　　　　　　B. 肾间质细胞分泌的促红细胞生成素

    C. 球旁细胞分泌的肾素　　　　　　　　　D. 球旁细胞分泌的促红细胞生成素

    E. 足细胞分泌的促红细胞生成素

答案

A1 型题

1. E	2. C	3. C	4. A	5. B	6. E	7. E	8. D	9. D	10. B
11. D	12. A	13. E	14. B	15. D	16. B	17. A	18. C	19. B	20. E
21. D	22. C	23. A	24. B	25. B					

A2 型题

1. D	2. A	3. C	4. B

(祝　辉)

第十五章　生殖系统

一、实验指导

(一) 实验方法

生殖系统重点学习睾丸、附睾、卵巢和子宫,实验时需根据器官结构特征,由低倍至高倍、从器官的一般结构组成到重点结构逐步进行观察和掌握,着重注意以下几点:①睾丸间质细胞较易识别,但观察生精细胞时须注意生精小管切面中不同细胞组合,增加观察视野以识别各阶段细胞;②观察卵巢各级卵泡时注意关联比较,掌握卵泡发育的结构动态变化;③每次课老师须给学生明确要求,学生自主学习,重点结构进行绘图加深印象;④课后绘出高倍镜下睾丸实质局部结构和次级卵泡的组织结构。

(二) 实验内容

观察睾丸生精小管和睾丸间质的位置,观察生精小管中各级生精细胞和支持细胞的形态结构,识别睾丸间质并观察间质细胞的形态;识别附睾中输出小管和附睾管;观察卵巢皮质和髓质的位置,识别各级卵泡和黄体并掌握它们的结构特点;观察子宫壁的分层及各层组织结构,识别不同时期的子宫内膜。老师示教前列腺和乳腺的组织结构。

二、学习指导

(一) 学习目标

掌握　睾丸生精小管的一般结构、生精细胞的形态特征及精子发生和精子形成的概念、支持细胞的结构和功能、血-睾屏障的结构和功能,睾丸间质细胞的结构和功能;卵泡的基本结构、发育与功能,排卵的概念,黄体的形成、结构和功能;子宫的组织结构,子宫内膜的周期性变化及内分泌调控。

熟悉　睾丸的一般结构;附睾的结构特点和功能;前列腺的结构特点及与临床关联;卵巢的一般结构;乳腺的一般结构。

了解　输精管的组织结构;静止期乳腺和活动期乳腺的结构特征。

(二) 学习要点

男性生殖系统的重点器官是睾丸,围绕生精小管和睾丸间质两个主要结构,对其中三种重要细胞——生精细胞、支持细胞和间质细胞进行学习和掌握。女性生殖系统重点学习卵巢和子宫两个器官,在掌握它

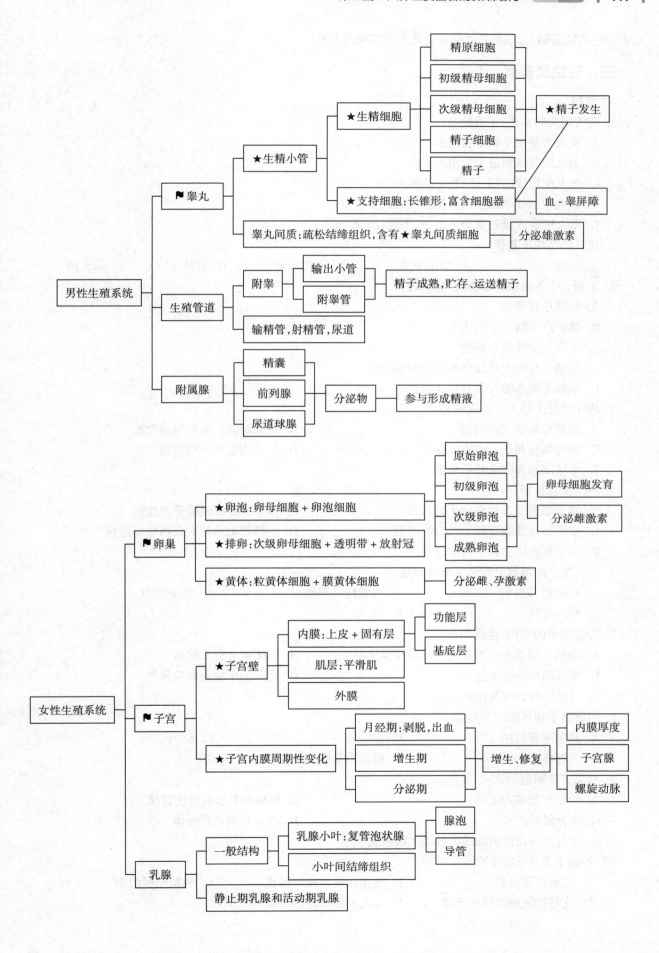

们组织结构的基础上,注意其周期性变化及激素调控关系。

三、习题及答案

A1 型题

1. 有关睾丸的描述,正确的是
    A. 实质主要由生精小管组成
    B. 睾丸间质细胞位于生精上皮中
    C. 睾丸中形成的精子已有运动能力
    D. 睾丸中形成的精子已有受精能力
    E. 睾丸能合成雄激素结合蛋白,不能合成雄激素

2. 睾丸的结构**不包括**
    A. 白膜   B. 输出小管   C. 生精小管   D. 直精小管   E. 睾丸网

3. 下列关于生精小管的描述,**错误**的是
    A. 生精小管弯曲
    B. 管壁由生精上皮构成
    C. 生精上皮外没有基膜
    D. 生精上皮由生精细胞和支持细胞构成
    E. 生精上皮基膜外侧有肌样细胞

4. 成年男性生精上皮组成的是
    A. 精原细胞和支持细胞   B. 精原细胞和睾丸间质细胞
    C. 支持细胞和睾丸间质细胞   D. 生精细胞和支持细胞
    E. 生精细胞和睾丸间质细胞

5. 精子发生是指
    A. 精子细胞变态形成精子的过程   B. 精原细胞形成精子的过程
    C. 初级精母细胞至精子形成的过程   D. 生精细胞的两次成熟分裂过程
    E. 精子形成以后到受精的过程

6. 进行第二次减数分裂的生精细胞是
    A. 初级精母细胞   B. 次级精母细胞   C. 精子细胞
    D. 精原细胞   E. 精子

7. 关于精子的结构,**错误**的是
    A. 头部主要含有一浓缩的细胞核和顶体   B. 顶体内含有水解酶
    C. 尾部的中轴是轴丝   D. 尾部的中轴是线粒体鞘
    E. 尾部中段有线粒体鞘包绕

8. 形成精子顶体的细胞器是
    A. 高尔基复合体   B. 中心体   C. 核糖体
    D. 线粒体   E. 粗面内质网

9. 有关支持细胞的描述,**错误**的是
    A. 位于生精细胞之间   B. 细胞侧面形成紧密连接
    C. 可分泌雄激素   D. 可吞噬消化残余体
    E. 细胞侧面及游离面镶嵌各级生精细胞

10. **不属于**血 - 睾屏障的是
    A. 生精小管基膜   B. 毛细血管内皮与基膜   C. 薄层结缔组织
    D. 支持细胞侧面紧密连接 E. 睾丸间质细胞的细胞膜

11. 有关睾丸间质细胞的描述,正确的是
    A. 位于睾丸纵隔内
    B. 胞质嗜碱性
    C. 细胞多突起
    D. 分泌雄激素结合蛋白
    E. 具有分泌类固醇激素细胞的超微结构特点

12. 睾丸间质细胞功能受腺垂体分泌激素的调节,正确的是
    A. 嗜碱性细胞分泌的 LH
    B. 嗜碱性细胞分泌的 FSH
    C. 嗜酸性细胞分泌的 LH
    D. 嗜酸性细胞分泌的 FSH
    E. 嫌色细胞分泌的 LH 和 FSH

13. 有关附睾的描述,**错误**的是
    A. 分头、体、尾三部分
    B. 由输出小管和附睾管组成
    C. 输出小管上皮由高柱状纤毛细胞和低柱状细胞构成
    D. 附睾管上皮为假复层柱状
    E. 精子在附睾获得受精能力

14. 下列关于前列腺的描述,**错误**的是
    A. 腺泡上皮均为假复层柱状上皮
    B. 腺实质为复管泡状腺
    C. 腺腔不规则,有较多皱襞
    D. 腺腔内可见分泌物形成的嗜酸性板层小体
    E. 环绕于尿道起始段

15. 关于卵巢的描述,**错误**的是
    A. 表面被覆单层扁平或立方上皮
    B. 皮质内含不同发育阶段的卵泡
    C. 髓质为疏松结缔组织
    D. 女子一生双侧卵巢共排卵 400~500 个
    E. 卵泡均可发育成熟并排卵

16. 关于出生后原始卵泡的描述,**错误**的是
    A. 中央为一个初级卵母细胞
    B. 周围为一层扁平的卵泡细胞
    C. 中央为一个卵原细胞
    D. 数量多
    E. 位于皮质浅层

17. 关于初级卵泡的描述,**错误**的是
    A. 中央有初级卵母细胞
    B. 卵泡周围形成卵泡膜
    C. 出现透明带
    D. 卵泡细胞为立方或柱状
    E. 出现卵泡腔

18. 下列关于透明带的描述,**错误**的是
    A. 由卵母细胞和卵泡细胞共同分泌形成
    B. 为卵母细胞与卵泡细胞之间的一层嗜酸性膜
    C. 在受精时精卵识别与特异性结合中发挥作用
    D. 由 ZP1、ZP2 两种蛋白质构成
    E. 从初级卵泡开始出现

19. 下列关于初级卵母细胞的描述,**错误**的是
    A. 细胞圆形,体积较大
    B. 细胞核染色浅,核仁明显
    C. 在胚胎期由卵原细胞分裂分化形成
    D. 在青春期由卵原细胞分裂分化形成
    E. 排卵前才完成第一次减数分裂

20. 关于次级卵泡的描述,**错误**的是

    A. 出现卵泡腔,内含卵泡液

    B. 出现卵丘和放射冠

    C. 初级卵母细胞体积无变化

    D. 颗粒细胞不断增加

    E. 卵泡膜分内外两层,内膜层含膜细胞和毛细血管

21. 有关卵泡发育的说法,**错误**的是

    A. 青春期开始在促性腺激素的作用下原始卵泡开始生长发育

    B. 每个月经周期有若干个原始卵泡生长发育

    C. 每个月经周期通常只有一个卵泡发育成熟并排卵

    D. 卵泡发育经历原始卵泡、初级卵泡、次级卵泡和成熟卵泡 4 个阶段

    E. 一个卵泡发育成熟仅需要一个月经周期

22. 初级卵母细胞第一次减数分裂完成于

    A. 出生前　　　　　　　　B. 排卵前 36~48h　　　　　　C. 初级卵泡阶段

    D. 次级卵泡阶段　　　　　E. 排卵后

23. 排卵时,从卵巢排出的是

    A. 初级卵母细胞、透明带、放射冠　　　　　　B. 次级卵母细胞、透明带、放射冠

    C. 卵原细胞、透明带、放射冠　　　　　　　　D. 原始生殖细胞、透明带、放射冠

    E. 成熟卵细胞、透明带、放射冠

24. 卵巢中协同分泌雌激素的细胞是

    A. 膜细胞和颗粒细胞　　　　B. 膜细胞和门细胞　　　　C. 膜细胞和卵原细胞

    D. 颗粒细胞和卵原细胞　　　E. 颗粒细胞和门细胞

25. 分化形成粒黄体细胞的是

    A. 卵泡膜的膜细胞　　　　　B. 卵泡壁的颗粒细胞　　　　C. 卵丘的卵泡细胞

    D. 初级卵母细胞　　　　　　E. 次级卵母细胞

26. 下列关于黄体的描述,**错误**的是

    A. 是排卵后卵巢内残留的卵泡壁连同卵泡膜及其血管发育而成

    B. 主要由粒黄体细胞和膜黄体细胞构成

    C. 退化后形成白体

    D. 分泌雌激素和孕激素

    E. 分泌黄体生成素和卵泡刺激素

27. 下列关于子宫内膜的描述,**错误**的是

    A. 由单层柱状上皮和固有层构成

    B. 浅层的功能层发生周期性剥脱

    C. 基底层可修复脱落的功能层

    D. 螺旋动脉、基质细胞及子宫腺呈周期性变化

    E. 卵巢排卵后子宫内膜进入增生期

28. 关于子宫壁结构的描述,**错误**的是

    A. 由内膜、肌层、外膜构成

    B. 由内膜、内膜下层、肌层、外膜构成

    C. 内膜包括单层柱状上皮和固有层

    D. 肌层由大量平滑肌构成

    E. 固有层中有子宫腺

29. 关于子宫内膜分泌期的描述,**错误**的是
    A. 受卵巢颗粒细胞和膜细胞协同分泌的雌激素调控
    B. 受黄体分泌的雌、孕激素调控
    C. 子宫腺高度弯曲,腺腔扩张、充满分泌物
    D. 螺旋动脉弯曲、增长,伸达内膜浅表
    E. 一般是月经周期第 15~28 天

30. 月经周期易受孕于
    A. 第 4~7 天　　　　　　　B. 第 8~11 天　　　　　　　C. 第 12~16 天
    D. 第 17~21 天　　　　　　E. 第 22~26 天

31. 在月经期,卵巢发生的变化是
    A. 黄体已形成　　　　　　B. 黄体已退化　　　　　　　C. 开始大量分泌孕激素
    D. 开始大量分泌雌激素　　E. 新的成熟卵泡开始排卵

32. 关于乳腺结构的描述,**错误**的是
    A. 腺实质为复管泡状腺
    B. 腺泡上皮为单层立方或柱状
    C. 活动期乳腺腺泡增生、增大,结缔组织和脂肪组织较少
    D. 活动期乳腺腺泡较少,脂肪组织和结缔组织丰富
    E. 初乳小体是初乳内吞噬脂肪的巨噬细胞

A2 型题

1. 患者,男,27 岁,未避孕未育 2 年。多次精液检查精子数 0,染色体核型 47,XXY,双侧睾丸体积 13ml(偏小),双侧附睾、输精管、精索静脉未见明显异常。该患者的诊断和病因是
    A. 非梗阻性无精症,遗传因素影响睾丸精子发生
    B. 梗阻性无精症,遗传因素影响附睾精子成熟
    C. 非梗阻性无精症,遗传因素影响睾丸精子排放
    D. 梗阻性无精症,遗传因素影响附睾精子运输
    E. 非梗阻性无精症,内分泌因素影响睾丸精子发生

2. 患者,男,36 岁,未避孕未育 2 年。多次精液检查精子数 0,染色体核型和性激素检测正常,双侧睾丸体积 15ml,双侧附睾饱满、输精管和精索静脉未见异常,精浆生化检测显示:α- 糖苷酶 9.14.U/L ↓,果糖 7.08mmol/L,柠檬酸 39.59mmol/L。该患者的诊断和病因是
    A. 非梗阻性无精症,睾丸精子发生异常　　　B. 非梗阻性无精症,睾丸精子排放异常
    C. 非梗阻性无精症,附睾精子成熟异常　　　D. 梗阻性无精症,附睾梗阻
    E. 梗阻性无精症,输精管梗阻

3. 患者,男,未避孕未育 5 年。精液检查显示精子总活力 1%,前向运动精子率 0%,形态正常精子率 1%,镜检可见精子尾部显著畸形。以上提示精子形成过程异常,请问该患可能与精子细胞分化有关的细胞器是
    A. 高尔基复合体和线粒体　　　　　　　　　B. 中心粒和线粒体
    C. 核糖体和高尔基复合体　　　　　　　　　D. 中心粒和高尔基复合体
    E. 核糖体和中心粒

4. 患者,女,38 岁,因月经不规则、量少 2 年,闭经半年伴潮热多汗、失眠、健忘等就诊。妇科检查显示子宫卵巢均小于正常,超声示子宫偏小、双侧卵巢明显萎缩。血清激素水平检测发现异常,显示为
    A. 雌激素升高,FSH 下降　　　　　　　　　B. 雌激素升高,FSH 升高
    C. 雌激素升高,PRL 下降　　　　　　　　　D. 雌激素下降,FSH 下降
    E. 雌激素下降,FSH 升高

答案

A1 型题

1. A	2. B	3. C	4. D	5. B	6. B	7. D	8. A	9. C	10. E
11. E	12. A	13. E	14. A	15. E	16. C	17. E	18. D	19. D	20. C
21. E	22. B	23. B	24. A	25. B	26. E	27. E	28. B	29. A	30. C
31. B	32. D								

A2 型题

1. A	2. D	3. B	4. E

（祝　辉）

第十六章　心血管系统

一、实验指导

（一）实验方法
实验方法包括光学显微镜下观察切片和教师示教两种方式。

（二）实验内容
光镜内容（观察）：血管横断面切片（HE 染色）、膀胱切片（HE 染色）、心脏切片（HE 染色）、大静脉切片（HE 染色）。

电镜内容（示教）：连续性毛细血管、有孔毛细血管、血窦。

二、学习指导

（一）学习目标
掌握　血管壁的一般结构与功能。大、中、小和微动脉的结构特征与功能。毛细血管的分类、分布、结构与功能。

熟悉　心壁的结构特点。

了解　心房肌纤维的分泌功能。心脏传导系统的结构特征。微循环的概念与功能。淋巴管的结构与功能。

（二）学习要点
血管壁的一般结构。

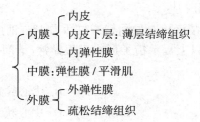

三、习题及答案

A1 型题

1. 连续毛细血管分布于

 A. 胰岛   B. 肾小体   C. 肝脏

 D. 肌肉   E. 胃肠黏膜

2. 在整个循环管道的管壁内恒定存在的结构是

    A. 内弹性膜　　　　　　　B. 成纤维细胞　　　　　　　C. 平滑肌细胞

    D. 内皮细胞和基膜　　　　E. 内皮细胞

3. 血管壁的一般结构可分为

    A. 内皮、中膜、外膜　　　　B. 内弹性膜、中膜、外膜　　　C. 内膜、中膜、外膜

    D. 内弹性膜、中膜、外弹性膜　E. 内膜、中膜、外弹性膜

4. 中动脉中膜的主要组成成分是

    A. 平滑肌细胞　　　　　　B. 成纤维细胞　　　　　　　C. 胶原纤维

    D. 弹性纤维　　　　　　　E. 基质

5. 下述关于心脏的描述,**错误**的是

    A. 心房肌薄,心室肌厚　　　　　　　B. 心房肌细胞内有心房颗粒

    C. 心外膜常见脂肪细胞　　　　　　　D. 内膜下层有浦肯野纤维

    E. 心房肌和心室肌直接相连

6. 关于有孔毛细血管的描述,**错误**的是

    A. 内皮细胞不含核的部分非常薄　　　B. 内皮细胞上有很多贯穿胞质的小孔

    C. 基膜不完整　　　　　　　　　　　D. 通透性较连续毛细血管大

    E. 分布在肾小球、胃肠黏膜、内分泌腺等处

7. 对毛细血管的描述,**错误**的是

    A. 有三种亚型　　　　　　B. 管壁由三层膜构成　　　　C. 是物质交换的场所

    D. 血流速度缓慢　　　　　E. 无平滑肌

8. 中动脉调节血流量的主要结构基础是

    A. 内皮细胞收缩　　　　　B. 内弹性膜收缩　　　　　　C. 外弹性膜收缩

    D. 中膜平滑肌收缩　　　　E. 外膜胶原纤维牵拉

9. 正常大动脉中膜的弹性膜合成的细胞是

    A. 平滑肌细胞　　　　　　B. 巨噬细胞　　　　　　　　C. 间充质细胞

    D. 成纤维细胞　　　　　　E. 内皮细胞

10. 下列关于静脉的描述,**错误**的是

    A. 静脉壁平滑肌不如动脉丰富　　　　B. 三层分界清晰

    C. 管壁较薄且常塌陷　　　　　　　　D. 外膜较中膜厚

    E. 较大静脉常有静脉瓣

11. **不存在**血窦的是

    A. 脾　　　　　　　　　　B. 肝　　　　　　　　　　　C. 肌

    D. 骨髓　　　　　　　　　E. 垂体

12. 下列有关心脏壁的描述,**错误**的是

    A. 内皮与出入心脏的大血管内皮相连　　B. 由心内膜、心肌膜、心外膜构成

    C. 心外膜表面被覆间皮　　　　　　　　D. 心瓣膜由心内膜形成

    E. 右心室肌层最厚

13. 下列有关动脉的描述,**不正确**的是

    A. 动脉壁变化以外膜变化最显著

    B. 大动脉的弹性使血流连续

    C. 中动脉调节各器官的血流量

    D. 外膜内有营养血管

    E. 小动脉和微动脉为全身主要升压血管

14. 关于大动脉的描述,**错误**的是
 A. 又称弹性动脉
 B. 三层膜分界清晰
 C. 中膜主要由 40~70 层弹性膜和弹性纤维构成
 D. 中膜含少量平滑肌细胞
 E. 是心脏的辅助泵

15. 关于动脉的描述,**错误**的是
 A. 管壁均由三层膜构成
 B. 中动脉又叫肌性动脉
 C. 大动脉又叫分配动脉
 D. 小动脉又叫外周阻力血管
 E. 小动脉也属肌性动脉

16. 与大动脉功能密切相关的成分是
 A. 内弹性膜
 B. 外弹性膜
 C. 中膜的弹性膜
 D. 平滑肌
 E. 外膜的神经

17. 周细胞存在于
 A. 小动脉内皮细胞与基膜间
 B. 微动脉内皮细胞和基膜间
 C. 毛细血管内皮细胞和基膜间
 D. 毛细血管基膜外
 E. 静脉外膜与中膜间

18. 内弹性膜最明显的血管是
 A. 大动脉
 B. 中动脉
 C. 大静脉
 D. 中静脉
 E. 微动脉

19. 在心脏舒张期将血液继续向前推进的血管是
 A. 大动脉
 B. 中动脉
 C. 大静脉
 D. 中静脉
 E. 小动脉

20. 起控制微循环的总闸门作用的血管是
 A. 小动脉
 B. 小静脉
 C. 微动脉
 D. 微静脉
 E. 毛细血管后微静脉

21. 毛细血管最稀疏的器官是
 A. 心脏
 B. 肺
 C. 肾
 D. 骨
 E. 脑

22. 关于毛细血管的描述,**错误**的是
 A. 分布广泛
 B. 总面积大
 C. 连续毛细血管管壁完整
 D. 有孔毛细血管有贯通管壁的孔
 E. 血窦通透性最大

23. 内皮细胞吞饮小泡的主要作用是
 A. 分泌产物
 B. 贮存物质
 C. 传递信息
 D. 物质转运
 E. 免疫清除

24. 管壁中膜含有至少 10 层平滑肌的血管是
 A. 大动脉
 B. 中动脉
 C. 小动脉
 D. 小静脉
 E. 中静脉

25. 构成微循环的血管**不包括**
 A. 小动脉和小静脉
 B. 微动脉和微静脉
 C. 毛细血管前微动脉和中间微动脉
 D. 真毛细血管
 E. 直捷通路

答案

A1 型题

1. D　　2. E　　3. C　　4. A　　5. E　　6. C　　7. B　　8. D　　9. A　　10. B

11. C　　12. E　　13. A　　14. B　　15. C　　16. C　　17. C　　18. B　　19. A　　20. C

21. D　　22. D　　23. D　　24. B　　25. A

（周　雪）

第十七章　免 疫 系 统

一、实验指导

（一）实验方法

免疫系统内容较为抽象,免疫细胞种类繁多,镜下较难辨认,实验时应遵循以下方法:①系统思维,即免疫系统的主要成分是淋巴细胞,淋巴细胞将免疫系统连成一个功能整体;②学习识别两种淋巴组织,即弥散淋巴组织和淋巴小结;③各种类型的免疫细胞大多不易辨认,实验时需将镜下观察和理论学习结合起来。

（二）实验内容

观察淋巴结的被膜和小梁、被膜下窦和小梁周窦、浅层皮质、副皮质区、髓索和髓窦等结构;观察脾脏的被膜和小梁、小梁血管、白髓、红髓和边缘区等结构;观察胸腺的被膜、胸腺小叶、皮质、髓质和胸腺小体等结构。

二、学习指导

（一）学习目标

掌握　淋巴结的结构,被膜与小梁,淋巴结皮质内淋巴小结的结构,生发中心,副皮质区的位置、结构和意义,淋巴窦的结构和作用,淋巴结髓质中髓索和髓窦的结构;脾脏的组织结构,被膜和小梁,脾白髓的结构特点与功能,红髓中脾索和脾窦的结构。

熟悉　淋巴细胞再循环的途径和意义,淋巴结的功能。

了解　免疫系统的组成与功能;淋巴细胞的分类及其在免疫中的作用;淋巴组织的结构、类型和分布;中枢淋巴器官和周围淋巴器官的组成及其功能;脾脏的功能;胸腺的结构和功能。

（二）学习要点

免疫系统的组成以免疫细胞为基础,要注重抗原呈递细胞、单核巨噬细胞系统等术语的内涵;淋巴结和脾脏的结构要注意结构与功能相结合。单核吞噬细胞的种类及所在的部位见表 17-1。

表 17-1　单核吞噬细胞种类及部位

细胞种类	部位	细胞种类	部位
幼单核细胞	骨髓	尘细胞	肺
单核细胞	血液	小胶质细胞	中枢神经系统
巨噬细胞	结缔组织等处	破骨细胞	骨组织
库普弗细胞	肝		

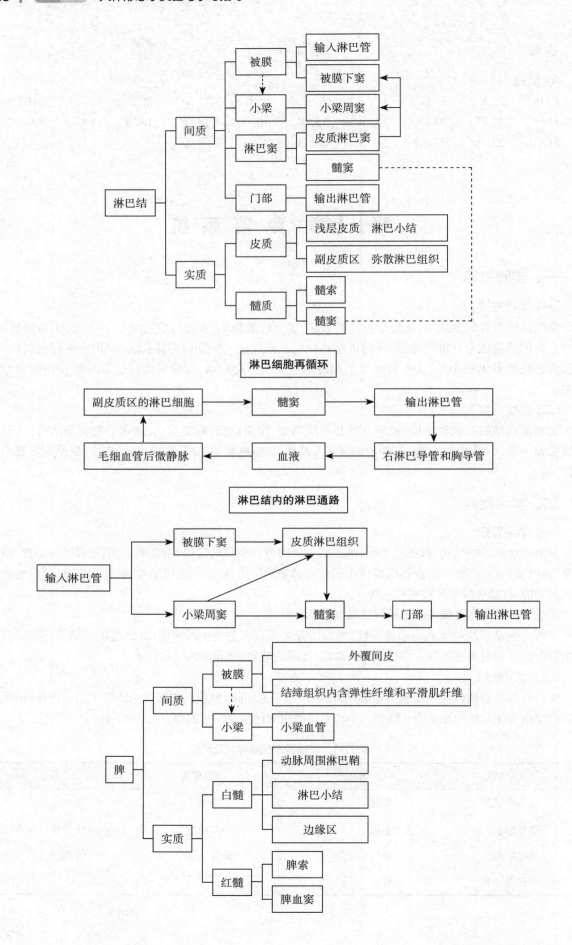

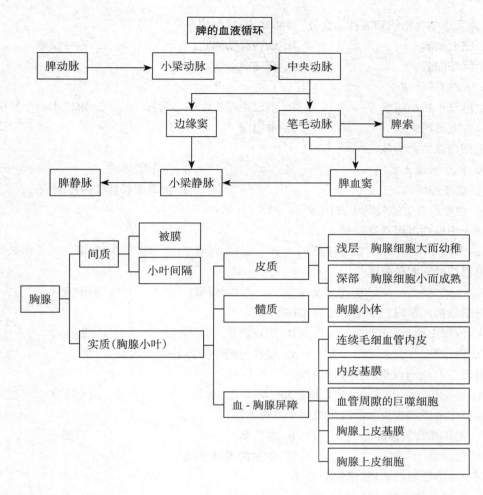

三、习题及答案

A1 型题

1. B 细胞发育成熟的结构部位是
   A. 淋巴结　　　　　B. 胸腺　　　　　C. 肝脏　　　　　D. 骨髓　　　　　E. 脾脏
2. T 细胞发育成熟的结构部位是
   A. 淋巴结　　　　　B. 胸腺　　　　　C. 肝脏　　　　　D. 骨髓　　　　　E. 脾脏
3. 浆细胞来源于
   A. 巨噬细胞　　　　　　　　B. 中性粒细胞　　　　　　　　C. T 淋巴细胞
   D. B 淋巴细胞　　　　　　　E. 交错突细胞
4. 无需抗原呈递细胞中介即可攻击肿瘤细胞和病毒感染细胞的是
   A. B 细胞　　　　　B. T 细胞　　　　　C. 浆细胞　　　　　D. 树突状细胞　　　　　E. NK 细胞
5. 功能最强的抗原呈递细胞是
   A. 树突状细胞　　　　　B. 巨噬细胞　　　　　C. 破骨细胞　　　　　D. 小胶质细胞　　　　　E. 淋巴细胞
6. 单核吞噬细胞系统**不包括**
   A. 巨噬细胞　　　　　　　　B. 中性粒细胞　　　　　　　　C. 破骨细胞
   D. 小胶质细胞　　　　　　　E. 朗格汉斯细胞
7. 抗原呈递细胞**不包括**
   A. 肥大细胞　　　　　　　　B. 朗格汉斯细胞　　　　　　　C. 面纱细胞
   D. 巨噬细胞　　　　　　　　E. 交错突细胞

8. **不能**表达主要组织相容性复合分子（MHC Ⅱ）的细胞是

    A. 肥大细胞   B. 朗格汉斯细胞   C. 面纱细胞

    D. 巨噬细胞   E. 交错突细胞

9. 高内皮微静脉位于

    A. 淋巴小结小结帽   B. 淋巴小结生发中心明区   C. 淋巴小结生发中心暗区

    D. 弥散淋巴组织   E. 淋巴窦

10. 毛细血管后微静脉

    A. 位于被膜下窦内   B. 位于髓窦内

    C. 位于小梁内   D. 由单层长杆状内皮围成

    E. 由单层立方或柱状上皮围成

11. 属于中枢性淋巴器官的是

    A. 淋巴小结   B. 淋巴结   C. 脾脏   D. 胸腺   E. 扁桃体

12. 淋巴结的胸腺依赖区是指

    A. 小梁   B. 皮质淋巴窦   C. 髓窦   D. 副皮质区   E. 浅层皮质

13. 淋巴结内的 T 淋巴细胞主要分布在

    A. 浅层皮质   B. 副皮质区   C. 髓质

    D. 淋巴窦   E. 皮质与髓质交界处

14. 淋巴结 B 细胞聚集的主要区域是

    A. 小梁   B. 皮质淋巴窦   C. 髓窦   D. 副皮质区   E. 浅层皮质

15. 血液内淋巴细胞进入淋巴组织的主要通道是

    A. 毛细血管后微静脉   B. 淋巴窦   C. 脾窦

    D. 边缘窦   E. 动脉周围淋巴鞘

16. 对皮质淋巴窦的描述，**错误**的是

    A. 包括被膜下淋巴窦和小梁周窦

    B. 位于被膜下和小梁周围

    C. 被膜侧有数条输入淋巴管通入被膜下淋巴窦

    D. 淋巴液在窦内可快速流过

    E. 小梁周窦与髓质淋巴窦直接相通

17. 位于血循环通路上的淋巴器官是

    A. 骨髓   B. 淋巴结   C. 脾脏   D. 胸腺   E. 扁桃体

18. 脾脏内 B 淋巴细胞主要分布于

    A. 淋巴小结   B. 脾窦   C. 动脉周围淋巴鞘

    D. 小梁的结缔组织   E. 被膜

19. 血液中的淋巴细胞和抗原进入白髓的重要通道位于

    A. 脾窦   B. 红髓   C. 脾小体

    D. 动脉周围淋巴鞘   E. 边缘区

20. 组成脾白髓的结构是

    A. 动脉周围淋巴鞘和淋巴小结   B. 脾小体和脾索

    C. 脾索和脾窦   D. 脾索和动脉周围淋巴鞘

    E. 边缘区和脾索

21. 脾的胸腺依赖区是

    A. 淋巴小结   B. 边缘区   C. 动脉周围淋巴鞘

    D. 脾索   E. 脾小梁

22. 脾滤血的主要结构是
    A. 淋巴小结   B. 边缘区   C. 动脉周围淋巴鞘
    D. 脾索   E. 脾小梁

23. 胸腺素分泌的细胞是
    A. T 细胞   B. B 细胞   C. 胸腺细胞
    D. 胸腺上皮细胞   E. 胸腺小体

24. 有关胸腺结构的描述,**错误**的是
    A. 胸腺被膜由结缔组织构成   B. 胸腺小叶皮质中胸腺细胞较多,染色深
    C. 相邻胸腺小叶的髓质可相连通   D. 胸腺髓质内的胸腺细胞比皮质内的幼稚
    E. 胸腺小体只存在于胸腺髓质内

25. 胸腺的特征性结构是
    A. 被膜   B. T 淋巴细胞   C. 胸腺小体   D. 皮质   E. 髓质

26. 血 - 胸腺屏障**不包括**
    A. 连续性毛细血管内皮及其基膜   B. 血管周隙
    C. 血管周隙内的巨噬细胞   D. 胸腺上皮细胞及其基膜
    E. 胸腺被膜

27. 腭扁桃体被覆
    A. 单层扁平上皮   B. 单层立方上皮   C. 单层柱状上皮
    D. 假复层纤毛柱状上皮   E. 复层扁平上皮

A2 型题

1. 患者,男,39 岁,血液中被检测出获得性免疫缺陷综合征病毒(HIV)抗体阳性,请问该病毒的靶细胞是
    A. 初始 B 细胞   B. 浆细胞   C. 细胞毒 T 淋巴细胞
    D. 辅助 T 淋巴细胞   E. 调节性 T 淋巴细胞

2. 患者,女,30 岁,近半年出现胸痛,胸闷,气急,咳嗽,并发现胸部肿块,经核磁等检查,诊断为胸腺瘤。胸腺基本功能是培育
    A. B 淋巴细胞   B. T 淋巴细胞   C. 巨噬细胞   D. 肥大细胞   E. 单核细胞

答案

A1 型题

1. D	2. B	3. D	4. E	5. A	6. B	7. A	8. A	9. D	10. E
11. D	12. D	13. B	14. E	15. A	16. D	17. C	18. A	19. E	20. A
21. C	22. D	23. D	24. D	25. C	26. E	27. E			

A2 型题

1. D   2. B

(周劲松)

第十八章 内分泌系统

一、实验指导

(一)实验方法

实验方法包括光学显微镜下观察切片和教师示教两种方式。

（二）实验内容

光镜内容（观察）：脑垂体（HE 染色）、甲状腺切片（HE 染色）、肾上腺切片（HE 染色）。

电镜内容（示教）：肾上腺皮质细胞电镜照片。

二、学习指导

（一）学习目标

掌握　内分泌腺的结构特征和功能意义。两类内分泌细胞的超微结构特点。甲状腺的组织结构。滤泡上皮的结构和功能，滤泡旁细胞的分布与功能。肾上腺皮质各带的结构特征与功能。腺垂体远侧部各类细胞的结构和功能。

熟悉　甲状旁腺的结构与功能。肾上腺髓质嗜铬细胞的结构与功能。脑垂体的分部。垂体门脉系统的位置、组成及功能。神经垂体的结构特征及其与下丘脑的关系。

了解　松果体的结构和功能。甲状腺激素的合成、储存、碘化与释放过程。

（二）学习要点

内分泌细胞的种类和超微结构（电镜）特点见表 18-1。

表 18-1　内分泌细胞种类和超微结构（电镜）特点

激素种类	细胞种类	电镜结构
含氮激素分泌系统	甲状腺滤泡上皮细胞等	含有较多粗面内质网、高尔基复合体、膜被分泌颗粒
类固醇激素分泌系统	肾上腺皮质细胞、睾丸间质细胞、粒黄体细胞、膜黄体细胞等	含有丰富的滑面内质网、管状嵴线粒体、脂滴

三、习题及答案

A1 型题

1. 关于内分泌腺的描述，**错误**的是
   - A. 腺细胞排列成索、团、网状或围成滤泡
   - B. 腺细胞间有丰富的毛细血管
   - C. 无导管
   - D. 毛细血管多为连续性毛细血管
   - E. 分泌物激素释放入血

2. **不是**调节血钙激素的靶细胞或器官的是
   - A. 成骨细胞
   - B. 破骨细胞
   - C. 肝细胞
   - D. 肾小管
   - E. 胃肠

3. 关于甲状腺滤泡的描述，**错误**的是
   - A. 甲状腺滤泡大小不一
   - B. 上皮细胞分泌物储存在滤泡腔内
   - C. 滤泡上皮有的是单层，有的是复层
   - D. 胞质内粗面内质网丰富
   - E. 甲状腺滤泡上皮之间含有滤泡旁细胞

4. 产生甲状腺激素的细胞是
   - A. 甲状腺滤泡旁细胞
   - B. 甲状腺滤泡上皮细胞
   - C. 肾上腺髓质细胞
   - D. 垂体远侧部嗜碱性细胞
   - E. 垂体远侧部嗜酸性细胞

5. 下列甲状腺滤泡旁细胞的描述中，**错误**的是
   - A. 位于甲状腺滤泡之间或滤泡上皮之间
   - B. 单个存在或成群分布
   - C. 可以分泌催产素
   - D. 镀银染色可见细胞质内有嗜银颗粒
   - E. 分泌物可以使血钙浓度降低

6. 甲状旁腺激素能促进功能活动的细胞是
    A. 成骨细胞　　　　　　　　　B. 骨细胞及破骨细胞　　　　　C. 软骨细胞
    D. 间充质细胞　　　　　　　　E. 骨原细胞

7. 肾上腺皮质束状带细胞在 HE 染色切片中胞质着色浅淡或呈泡沫状,是由于
    A. 滑面内质网发达　　　　　　B. 含脂滴较多　　　　　　　　C. 含线粒体较多
    D. 含高尔基复合体较多　　　　E. 含溶酶体较多

8. 肾上腺产生糖皮质激素的细胞是
    A. 球状带细胞　　　　　　　　B. 束状带细胞　　　　　　　　C. 网状带细胞
    D. 嗜铬细胞　　　　　　　　　E. 神经节细胞

9. 腺垂体可分为
    A. 远侧部、结节部和漏斗　　　　　　　　　B. 前叶和后叶
    C. 远侧部、中间部和结节部　　　　　　　　D. 远侧部、中间部和神经部
    E. 漏斗、中间部和结节部

10. 腺垂体嗜酸性细胞分泌
    A. 催乳激素,催产素　　　　　B. 催产素,生长激素　　　　　C. 生长激素,催乳激素
    D. 生长激素,促性腺激素　　　E. 生长激素,释放激素

11. 体内与钙代谢密切相关的主要细胞是
    A. 垂体前叶嗜酸性和嗜碱性细胞
    B. 肾上腺皮质和髓质细胞
    C. 甲状腺滤泡上皮细胞和甲状旁腺嗜酸性细胞
    D. 甲状腺滤泡旁细胞和甲状旁腺主细胞
    E. 肾上腺皮质网状带与球状带细胞

12. 分泌激素不足引起血钙下降的内分泌腺是
    A. 松果体　　　　B. 甲状腺　　　　C. 肾上腺　　　　D. 垂体　　　　E. 甲状旁腺

13. 能分泌雄激素的器官是
    A. 甲状旁腺　　　　B. 胸腺　　　　C. 肾上腺　　　　D. 垂体　　　　E. 甲状腺

14. **不属于**内分泌腺的是
    A. 甲状腺　　　　B. 肾上腺　　　　C. 胸腺　　　　D. 甲状旁腺　　　　E. 脑垂体

15. 甲状腺滤泡胶质的主要成分是
    A. 甲状腺球蛋白前体　　　　　B. 甲状腺素　　　　　　　　　C. 碘化甲状腺球蛋白
    D. 甲状腺球蛋白　　　　　　　E. T_3 和 T_4

16. 男性体内分泌雌激素的细胞是
    A. 肾上腺皮质网状带　　　　　B. 肾间质细胞　　　　　　　　C. 睾丸间质细胞
    D. 垂体细胞　　　　　　　　　E. 肾上腺皮质球状带细胞

17. 促肾上腺皮质激素主要作用于
    A. 球状带　　　　　　　　　　B. 束状带　　　　　　　　　　C. 网状带
    D. 球状带和束状带　　　　　　E. 束状带和网状带

18. 甲状旁腺的腺细胞包括
    A. 主细胞　　　　　　　　　　B. 主细胞、嗜酸性细胞　　　　C. 主细胞、嗜碱性细胞
    D. 嗜酸性细胞　　　　　　　　E. 以上都不对

19. 内分泌腺中,腺细胞排列成滤泡状的有
    A. 肾上腺皮质与髓质　　　　　B. 肾上腺髓质与神经垂体　　　C. 神经垂体与甲状腺
    D. 甲状腺与脑垂体中间部　　　E. 胰岛与脑垂体中间部

20. 合成催产素和抗利尿激素的细胞是
    A. 腺垂体嗜酸性和嗜碱性细胞
    B. 腺垂体嗜碱性细胞和嫌色细胞
    C. 神经部垂体细胞和中间部嗜碱性细胞
    D. 下丘脑室旁核和视上核分泌神经元
    E. 下丘脑弓状核分泌神经元

21. 关于神经垂体与下丘脑关系的描述,**错误**的是
    A. 神经垂体的神经纤维来自下丘脑
    B. 两者在结构和功能上是统一整体
    C. 神经垂体是储存和释放下丘脑激素的部位
    D. 下丘脑室旁核和视上核分泌的激素通过轴突运输到神经垂体
    E. 下丘脑产生的抑制激素调控神经垂体的分泌

22. 关于垂体门脉系统的描述,**错误**的是
    A. 由第一级毛细血管网,垂体门微静脉和第二级毛细血管网构成
    B. 第一级毛细血管网位于漏斗
    C. 第二级毛细血管网位于远侧部
    D. 门微静脉位于结节部
    E. 弓状核分泌的激素经垂体门脉系统运达远侧部,调节嫌色细胞的功能

23. 呆小病是由于
    A. 儿童期生长激素分泌不足
    B. 儿童期甲状腺素分泌不足
    C. 成人期甲状腺素分泌不足
    D. 成人期生长激素分泌不足
    E. 以上都不对

24. 肾上腺皮质三个带由浅入深依次为
    A. 束状带、网状带、球状带
    B. 球状带、束状带、网状带
    C. 网状带、球状带、束状带
    D. 网状带、束状带、球状带
    E. 球状带、网状带、束状带

25. **不是**垂体嗜碱性细胞分泌的激素是
    A. 促甲状腺激素
    B. 卵泡刺激素
    C. 促肾上腺皮质激素
    D. 黄体生成素
    E. 促甲状腺激素释放激素

答案

A1 型题

1. D	2. C	3. C	4. B	5. C	6. B	7. B	8. B	9. C	10. C
11. D	12. E	13. C	14. C	15. C	16. A	17. B	18. B	19. D	20. D
21. E	22. E	23. B	24. B	25. E					

(周　雪)

第十九章　皮　　肤

一、实验指导

(一) 实验方法

皮肤内容较为简单,实验时应遵循以下方法:①结构与功能相联系,即皮肤较为复杂的表皮结构是与之功能相适应的;②非角质形成细胞大多不易观察,实验时需将切片标本和模式图结合起来进行观察学习。

（二）实验内容

观察指皮的组织结构,表皮的分层结构以及各层细胞的形态,真皮和皮下组织的位置及结构;观察头皮的组织结构并与指皮进行比较,观察毛发等附属器的结构。

二、学习指导

（一）学习目标

掌握　皮肤的组织结构;表皮的分层以及各层的结构。

熟悉　皮肤表皮的角化过程;非角质形成细胞的形态结构特点、分布和功能;真皮乳头层和网状层的结构。

了解　皮下组织的结构;皮肤的附属器官:毛发、皮脂腺、汗腺和指(趾)甲的结构。

（二）学习要点

皮肤以表皮的分层以及各层细胞的结构特点为重点,特别是角质形成细胞发育各阶段结构的变化及比较;学习非角质形成细胞时要注意结构与功能相结合。

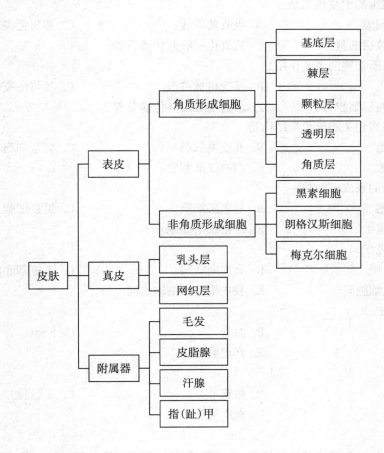

三、习题及答案

A1 型题

1. 表皮属于

    A. 单层扁平上皮

    C. 单层柱状上皮

    E. 复层扁平上皮

    B. 单层立方上皮

    D. 假复层纤毛柱状上皮

2. 表皮由深至浅的分层顺序是
   A. 基底层、棘层、角质层、颗粒层、透明层   B. 基底层、透明层、棘层、角质层、透明层
   C. 基底层、透明层、角质层、颗粒层、棘层   D. 棘层、颗粒层、透明层、角质层、透明层
   E. 基底层、棘层、颗粒层、透明层、角质层

3. 表皮中分裂增殖能力最强的是
   A. 基底层   B. 棘层   C. 颗粒层
   D. 透明层   E. 角质层

4. 棘层细胞间有丰富的
   A. 紧密连接   B. 中间连接   C. 缝隙连接
   D. 桥粒   E. 连接复合体

5. 构成阻止物质进入表皮的主要屏障是
   A. 基底层   B. 棘层   C. 颗粒层
   D. 透明层   E. 角质层

6. 表皮中黑素细胞的主要作用是
   A. 感受机械刺激   B. 吸收紫外线   C. 参与免疫反应
   D. 分化成颗粒层细胞   E. 从真皮吸收并传递营养

7. 表皮中朗格汉斯细胞的主要作用是
   A. 吸收紫外线   B. 感受机械刺激   C. 参与免疫反应
   D. 分化成颗粒层细胞   E. 从真皮吸收并传递营养

8. 与皮肤黑痣密切相关的组织学结构是
   A. 角质层细胞   B. 真皮网织层   C. 黑素细胞
   D. 梅克尔细胞   E. 朗格汉斯细胞

9. 接受机械刺激的表皮细胞是
   A. 角质层细胞   B. 基底层细胞   C. 黑素细胞
   D. 梅克尔细胞   E. 朗格汉斯细胞

10. 触觉小体常见于
   A. 真皮乳头层   B. 真皮网状层   C. 表皮基底层细胞间
   D. 表皮棘层细胞间   E. 表皮梅克尔细胞之间

11. 皮脂腺开口于
   A. 表皮   B. 血管   C. 汗腺
   D. 毛囊   E. 真皮乳头

12. 汗腺开口于
   A. 表皮   B. 血管   C. 皮脂腺
   D. 毛囊   E. 真皮乳头

A2 型题

1. 某患儿,男,出生时全身皮肤呈粉红色,毛发颜色呈淡黄色,眼睛虹膜呈粉红色,医生诊断该患儿为白化病。请问与白化病发生有关的结构是
   A. 表皮颗粒层   B. 表皮角质层   C. 黑素细胞
   D. 皮脂腺   E. 汗腺

2. 患者,女,40 岁,发现枕部头发局部脱落,形成一个边界清晰,直径约 2cm 的椭圆形脱发斑,医生诊断为斑秃。请问与毛发再生相关的组织结构是
   A. 毛干   B. 毛囊   C. 毛根
   D. 毛球   E. 皮脂腺

答案

A1 型题

1. E   2. E   3. A   4. D   5. C   6. B   7. C   8. C   9. D   10. A

11. D   12. A

A2 型题

1. C   2. D

（周劲松）

第四篇

人体胚胎学

第二十章 人胚早期发育

一、实验指导

（一）实验方法

胚胎学较为抽象，需要同学们借助胚胎模型、动画并结合自身各器官解剖位置的关系加以理解。

观察模型时须了解红、黄、绿、蓝等颜色分别代表的结构，通过观察各颜色代表结构的位置变化来理解胚胎的发育过程。观察模型时须同步结合实验指导及书本，另外模型为易碎品，观察时注意轻拿轻放。

（二）实验内容

观察胚泡、胚泡植入、胚盘的形成、三胚层的初步分化（包括7体节、14体节人胚）模型。

二、学习指导

（一）学习目标

掌握 受精、胚泡、植入、蜕膜等基本概念；胚泡的形成和结构；胚盘的形成和演变。

熟悉 三胚层的形成过程。

了解 胚层的早期分化。

（二）学习要点

重点：胚泡、胚盘的结构。

难点：原条、原结、脊索的形成和转归。三胚层的分化。

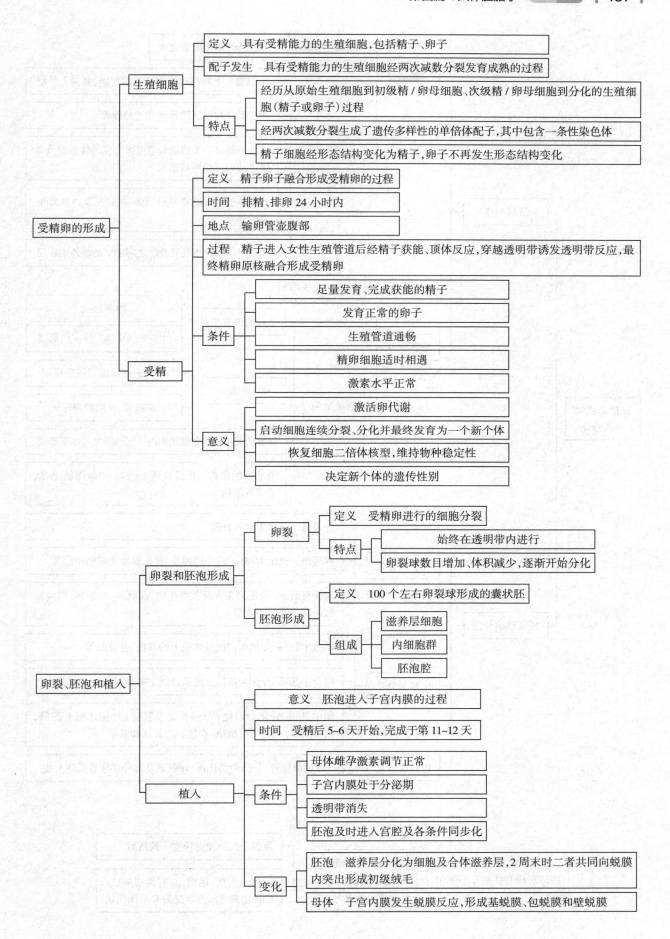

生殖细胞
　定义　具有受精能力的生殖细胞,包括精子、卵子
　配子发生　具有受精能力的生殖细胞经两次减数分裂发育成熟的过程
　特点
　　经历从原始生殖细胞到初级精/卵母细胞、次级精/卵母细胞到分化的生殖细胞(精子或卵子)过程
　　经两次减数分裂生成了遗传多样性的单倍体配子,其中包含一条性染色体
　　精子细胞经形态结构变化为精子,卵子不再发生形态结构变化

受精卵的形成
　受精
　　定义　精子卵子融合形成受精卵的过程
　　时间　排精、排卵24小时内
　　地点　输卵管壶腹部
　　过程　精子进入女性生殖管道后经精子获能、顶体反应,穿越透明带诱发透明带反应,最终精卵原核融合形成受精卵
　　条件
　　　足量发育、完成获能的精子
　　　发育正常的卵子
　　　生殖管道通畅
　　　精卵细胞适时相遇
　　　激素水平正常
　　意义
　　　激活卵代谢
　　　启动细胞连续分裂、分化并最终发育为一个新个体
　　　恢复细胞二倍体核型,维持物种稳定性
　　　决定新个体的遗传性别

卵裂、胚泡和植入
　卵裂和胚泡形成
　　卵裂
　　　定义　受精卵进行的细胞分裂
　　　特点
　　　　始终在透明带内进行
　　　　卵裂球数目增加、体积减少,逐渐开始分化
　　胚泡形成
　　　定义　100个左右卵裂球形成的囊状胚
　　　组成
　　　　滋养层细胞
　　　　内细胞群
　　　　胚泡腔
　　植入
　　　意义　胚泡进入子宫内膜的过程
　　　时间　受精后5~6天开始,完成于第11~12天
　　　条件
　　　　母体雌孕激素调节正常
　　　　子宫内膜处于分泌期
　　　　透明带消失
　　　　胚泡及时进入宫腔及各条件同步化
　　　变化
　　　　胚泡　滋养层分化为细胞及合体滋养层,2周末时二者共同向蜕膜内突出形成初级绒毛
　　　　母体　子宫内膜发生蜕膜反应,形成基蜕膜、包蜕膜和壁蜕膜

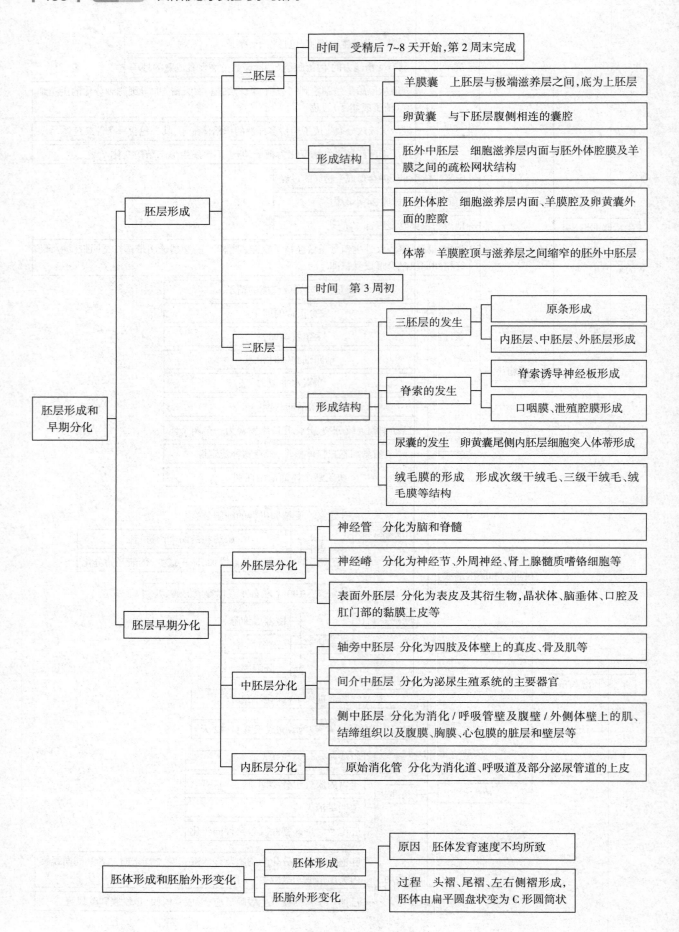

三、习题及答案

A1 型题

1. 卵细胞完成第二次减数分裂是在
   - A. 排卵时
   - B. 成熟卵泡形成时
   - C. 受精时
   - D. 卵裂时
   - E. 胚泡形成时

2. 卵裂是指
   - A. 性细胞的减数分裂
   - B. 卵泡细胞的分裂
   - C. 受精卵的分裂
   - D. 卵细胞的分裂
   - E. 体细胞的分裂

3. 透明带消失的时间是
   - A. 桑葚胚形成时
   - B. 胚泡植入时
   - C. 受精时
   - D. 排卵时
   - E. 受精卵移向子宫时

4. 关于植入的描述,正确的是
   - A. 桑葚胚埋入子宫内膜
   - B. 胚泡极端滋养层首先溶蚀子宫内膜
   - C. 于受精后第 5~6 天完成
   - D. 子宫内膜处于增生期
   - E. 通常植入在输卵管壶腹部,以后迁移到子宫腔

5. 人胚发生于
   - A. 极端滋养层
   - B. 内细胞群
   - C. 合体滋养层
   - D. 基蜕膜
   - E. 胚泡腔

6. 体蒂属于
   - A. 胚外中胚层
   - B. 中胚层
   - C. 合体滋养层
   - D. 细胞滋养层
   - E. 外胚层

7. 人二胚层胚盘的组成是
   - A. 内胚层和上胚层
   - B. 外胚层和内胚层
   - C. 外胚层和中胚层
   - D. 上胚层和下胚层
   - E. 外胚层和下胚层

8. 中胚层直接来源于
   - A. 胚外中胚层
   - B. 下胚层
   - C. 原条
   - D. 脊索
   - E. 滋养层

9. 关于三胚层胚盘的描述,正确的是
   - A. 均来自上胚层
   - B. 外胚层的顶是卵黄囊
   - C. 内胚层的底是羊膜腔
   - D. 原条位于头端
   - E. 胚体呈 C 形

10. 在脊索左右两侧,中胚层由内向外依次为
    - A. 侧中胚层、间介中胚层、轴旁中胚层
    - B. 侧中胚层、轴旁中胚层、间介中胚层
    - C. 间介中胚层、侧中胚层、轴旁中胚层
    - D. 间介中胚层、轴旁中胚层、侧中胚层
    - E. 轴旁中胚层、间介中胚层、侧中胚层

11. 内胚层分化的结构为
    - A. 消化管的上皮
    - B. 真皮
    - C. 脑
    - D. 神经
    - E. 椎骨

12. 外胚层分化为
    - A. 肌肉组织
    - B. 神经组织
    - C. 结缔组织
    - D. 骨骼
    - E. 血管

13. 下列描述**错误**的是
    A. 若胚泡植入于子宫颈附近,可形成前置胎盘
    B. 滋养层陷窝含有母体血液
    C. 脊索退化形成椎间盘中的髓核
    D. 后神经孔不闭合可能导致无脑儿
    E. 人体内的骨骼、肌肉、结缔组织等主要来自中胚层

A2 型题

1. 29 岁女士,主诉:停经 43 天,阴道少量流血 1 天。月经规则,6/28;末次月经为 2021-01-07。妇科检查显示:子宫大小与停经月份相符;宫颈口闭,无组织堵塞,符合先兆流产表现。尿妊娠 HCG 试验为阳性。B 超显示:宫腔内见孕囊,见胚芽,见胎心;孕囊周围有小的液性暗区,附件无异常发现。该女士所孕育的胚胎发育属于的时期是

    A. 胚前期   B. 胚期
    C. 胎期   D. 胎后期
    E. 胚后期

2. 25 岁女士,因"停经 24 周,发现胎死宫内 1 天"入院。彩色超声显示:宫内死胎,胎儿水肿变性,羊水过多。胎儿骶尾部可见一大小约 115mm×84mm 与胎儿臀部皮肤连续的巨大囊性包块,囊壁完整且较薄,呈不规则团状强回声及散在粗大点状强回声,CDFI 探及瘤体内彩色血流丰富,有动静脉瘘形成。引起该胎儿臀部巨大包块可能的病变结构是

    A. 外胚层   B. 内胚层   C. 原条
    D. 间介中胚层   E. 侧中胚层

3. 新生儿,男,1 天,因先天性无肛入院。患儿出生后无胎粪排出,伴呕吐、腹胀,查体显示正常肛穴处有色素沉积,但未见开口,尾骨和臀部发育良好。该新生儿畸形的发生可能与以下结构发育异常有关的是

    A. 原条   B. 脊索   C. 口咽膜
    D. 泄殖腔膜   E. 神经管

答案
A1 型题
1. C   2. C   3. B   4. B   5. B   6. A   7. D   8. C   9. A   10. E
11. A   12. B   13. D
A2 型题
1. B   2. C   3. D

(蔡　艳)

第二十一章　胎膜与胎盘

一、实验指导

(一) 实验方法

①需特别注意观察,包括胚胎标本的观察、模型的观察以及动画演示和录像等,理解各结构的形态、形成过程、位置、毗邻关系等;②强化时间观念,注意结构的动态变化;③对照正常模型解析异常发育,从而理解畸形的发生机制。

（二）实验内容

胚胎模型：观察绒毛膜、卵黄囊、羊膜、尿囊、脐带的形态结构和位置关系；观察胎盘的组成；观察胚胎、胎盘以及与子宫的关系。

胚胎标本：观察绒毛膜、羊膜、脐带的形态；观察胎盘的形态和组成。

观看胎膜、胎盘录像和动画演示。

二、学习指导

（一）学习目标

掌握　胎膜的组成及其功能；胎盘的结构与功能。

熟悉　绒毛膜、卵黄囊、羊膜、尿囊及脐带的形成。

了解　胎盘屏障的组成。

（二）学习要点

胎膜和胎盘组成及其功能为重点，注意将其形成过程、结构、位置毗邻关系和动态变化相结合。

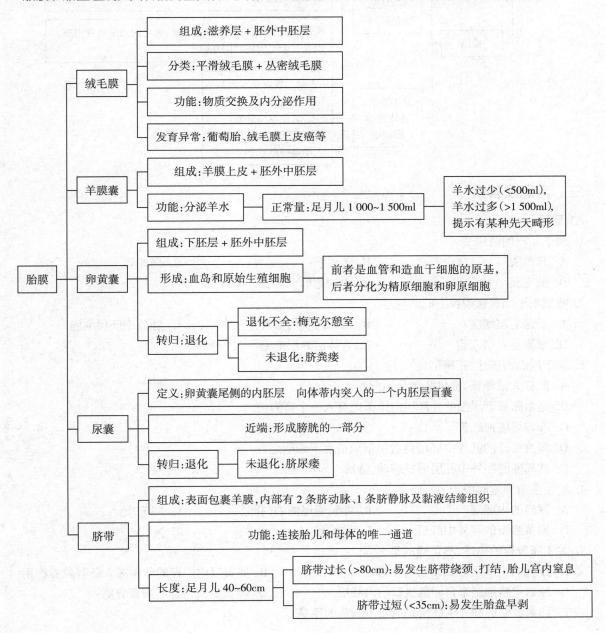

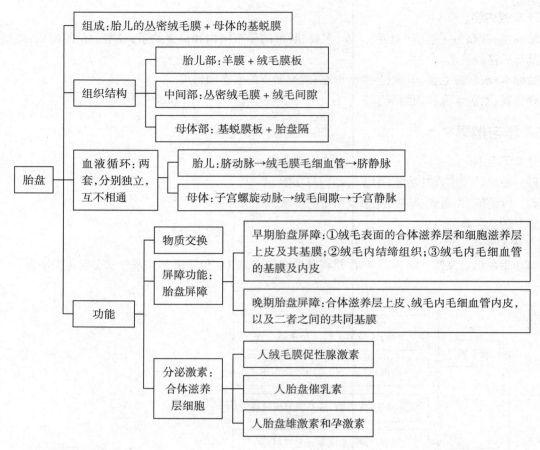

三、习题及答案

A1 型题

1. 属于胎膜的结构是
   - A. 基蜕膜
   - B. 包蜕膜
   - C. 壁蜕膜
   - D. 绒毛膜
   - E. 内细胞群

2. 将绒毛干固着在蜕膜上的结构是
   - A. 子宫上皮细胞
   - B. 子宫内膜的血管
   - C. 胚外中胚层细胞
   - D. 细胞滋养层细胞
   - E. 合体滋养层细胞

3. 关于尿囊的描述,正确的是
   - A. 贮存大量卵黄,提供胚胎早期营养
   - B. 是由卵黄囊尾侧的外胚层向体蒂内突入一个盲囊
   - C. 参与形成神经管
   - D. 尿囊壁外的胚外中胚层是最早形成造血干细胞之处
   - E. 其周围的胚外中胚层形成脐动、静脉

4. 原始生殖细胞起源于
   - A. 尿囊的内胚层
   - B. 卵黄囊尾侧的内胚层
   - C. 间充质
   - D. 卵黄囊壁的胚外中胚层
   - E. 滋养层

5. 关于卵黄囊的描述,**不正确**的是
   - A. 顶壁的内胚层形成原始消化管
   - B. 卵黄囊内贮存的卵黄对人胚有营养作用
   - C. 原始生殖细胞来自卵黄囊壁的内胚层
   - D. 卵黄囊闭锁并与肠管分离
   - E. 卵黄囊壁的胚外中胚层是造血干细胞的原基

6. 关于羊膜的描述，**不正确**的是
   - A. 能分泌羊水
   - B. 位于胎膜最内层
   - C. 邻近细胞滋养层的下胚层是最早的羊膜
   - D. 对胚胎有保护和保温等作用
   - E. 羊水过多或过少提示可能有先天异常

7. 关于脐带的描述，**不正确**的是
   - A. 早期的脐带内还包含有一部分胚外体腔
   - B. 脐带表面有羊膜包裹
   - C. 内有两条脐动脉和两条脐静脉
   - D. 脐静脉内流的是含氧量高的动脉性质血
   - E. 脐动脉内流的是含氧量低的静脉性质血

8. 胎盘的组成为
   - A. 基蜕膜与平滑绒毛膜
   - B. 基蜕膜与丛密绒毛膜
   - C. 包蜕膜与丛密绒毛膜
   - D. 包蜕膜与平滑绒毛膜
   - E. 壁蜕膜与丛密绒毛膜

9. 形成胎盘胎儿部的是
   - A. 包蜕膜
   - B. 丛密绒毛膜
   - C. 胎盘膜
   - D. 平滑绒毛膜
   - E. 基蜕膜

10. 覆盖于胎盘胎儿部表面的是
    - A. 羊膜
    - B. 基蜕膜
    - C. 胎盘膜
    - D. 平滑绒毛膜
    - E. 丛密绒毛膜

11. 早期妊娠诊断，可检查孕妇尿中的
    - A. 人胎盘催乳素
    - B. 促生长激素
    - C. 雌激素
    - D. 孕激素
    - E. 人绒毛膜促性腺激素

12. 关于胎盘屏障的描述，**不正确**的是
    - A. 胎盘屏障将胎儿血与母体血隔开
    - B. 所有药物及毒素都不能通过胎盘屏障
    - C. 胎盘屏障位于绒毛内的毛细血管和绒毛间隙之间
    - D. 通过胎盘屏障胎儿与母体进行物质交换
    - E. 随胚胎发育时期不同，胎盘屏障的组成有所变化

13. 分泌人绒毛膜促性腺激素的是
    - A. 妊娠黄体
    - B. 月经黄体
    - C. 卵黄囊
    - D. 胎盘
    - E. 基蜕膜

14. 胎盘的绒毛间隙中容纳的是
    - A. 胎儿的血液
    - B. 母体的血液
    - C. 胎儿和母体的混合血液
    - D. 含氧量低的血液
    - E. 含二氧化碳高的血液

15. 胎盘膜的结构**不包括**
    - A. 羊膜
    - B. 合体滋养层
    - C. 细胞滋养层
    - D. 绒毛内结缔组织
    - E. 毛细血管内皮和基膜

16. 对胎盘的描述，**不正确**的是
    - A. 胎盘是胎儿和母体共有的器官
    - B. 是胎儿与母体进行物质交换的结构
    - C. 胎儿与母体的血液循环彼此独立
    - D. 胎血与母血之间通过胎盘膜进行物质交换
    - E. 胎盘的细胞滋养层分泌多种激素维持妊娠

17. 人绒毛膜促性腺激素来源于
    - A. 滋养层
    - B. 中胚层
    - C. 内胚层
    - D. 胚外中胚层
    - E. 外胚层

A2 型题

1. 患者,女,35 岁,孕 2 产 0。以"停经 60d,阴道不规则流血 3d,偶排出水泡状组织"为主诉入院。妇科检查:阴道通畅,有少量出血,宫颈光滑,无举痛,子宫增大如孕 3 个月,质软,双侧附件区未触及明显异常。B 超:子宫明显增大,宫内可见密集的混合回声团块,呈"落雪状",内见多个大小不等液性暗区,但无妊娠囊及胎心搏动。血浆 HCG 值为 400 000IU/L(正常值为 15 000~200 000IU/L)。临床诊断:完全性葡萄胎。该病发育异常的结构是

    A. 羊膜   B. 卵黄囊   C. 尿囊

    D. 绒毛膜   E. 脐带

2. 患儿,男,7 天。以"脐部有淡黄色液体流出,脐部红肿"为主诉就诊。入院检查:一般情况良好,发育正常。脐部皮肤红肿,有少量脓性分泌物,擦净分泌物,可见脐部有稀薄淡黄色液体渗出,哭闹时为甚,具尿味。诊断:脐尿瘘。请问该病形成的原因是

    A. 卵黄蒂未退化   B. 脐尿管未闭锁   C. 卵黄蒂基部未退化

    D. 绒毛膜发育不良   E. 脐带过长

3. 患者,女,25 岁,孕 1 产 0,因"孕 37^{+2} 周,胎动减少 1d"就诊。产前筛查结果无异常。入院后 B 超结果提示:孕足月,单活胎,胎盘Ⅱ级成熟,胎儿颈部可见"U+W"型脐带压迹,局部扭曲成团,胎心率 80 次 /min(正常 110~160 次 /min)。请问胎动减少的原因最可能是

    A. 脐带绕颈、打结   B. 羊水过多   C. 脐带过短

    D. 绒毛膜发育不良   E. 羊水过少

4. 患儿,男,3 个月。以"脐孔流黄水 3 个月"为主诉入院。查体:脐部皮肤粗糙、糜烂,脐孔有粪汁样物溢出,哭闹时为甚,味臭。诊断:脐粪瘘。请问该病形成的原因

    A. 卵黄蒂基部未退化   B. 脐尿管未闭锁   C. 卵黄蒂未退化

    D. 绒毛膜发育不良   E. 脐带过短

5. 患儿,男,出生 40h,因"少哭少动 1d 余"收入院。因瘢痕子宫,剖宫产出生,胎龄 38^{+3} 周,出生体重 2.1kg。血清风疹病毒 IgM 和 IgG 均阳性;眼底检查:双眼先天性白内障;听力筛查双耳不通过。追问病史,其母怀孕 2 个月时曾出现一过性皮疹和发热,未就诊。诊断:先天性风疹病毒综合征。此病是由孕妇感染风疹病毒,后经胎盘传染给胎儿所致,请问病毒通过胎盘时的结构依次为

    A. 合体滋养层、绒毛内结缔组织、毛细血管内皮和基膜

    B. 合体滋养层、毛细血管内皮和两者之间的基膜

    C. 毛细血管内皮和基膜、绒毛内结缔组织、细胞滋养层及基膜、合体滋养层

    D. 细胞滋养层、毛细血管内皮和两者之间的基膜

    E. 合体滋养层、细胞滋养层及基膜、绒毛内结缔组织、毛细血管内皮和基膜

答案

A1 型题

1. D   2. D   3. E   4. B   5. B   6. C   7. C   8. B   9. B   10. A

11. E   12. B   13. D   14. B   15. A   16. E   17. A

A2 型题

1. D   2. B   3. A   4. C   5. E

(郝立宏)

第二十二章　双胎、多胎和连体双胎

一、实验指导

(一) 实验方法

①观察临床胚胎标本、动画演示和录像；②在正常单胎发育基础上，理解双胎、三胎及连体双胎的成因和形态特点。

(二) 实验内容

胚胎标本：观察双胎的形态特点；观察连体双胎的形态特点。

观看双胎、多胎和连体双胎录像和动画演示。

二、学习指导

(一) 学习目标

熟悉　单卵双胎与双卵双胎的成因。

了解　多胎的成因；连体双胎的成因和分类。

(二) 学习要点

双胎、三胎及连体双胎内容以成因、分类为重点，并注意将不同类型特点进行对比学习。

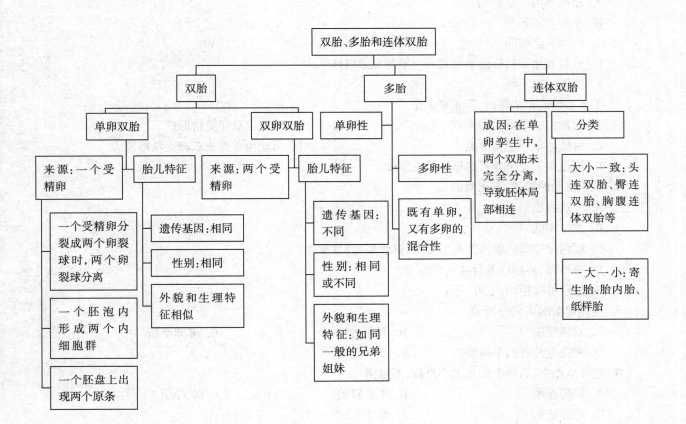

三、习题及答案

A1 型题

1. 有关单卵双胎的描述,**不正确**的是
   - A. 来自一个受精卵
   - B. 形成两个胚泡
   - C. 形成两个内细胞群
   - D. 形成两个原条
   - E. 占双胎的大多数

2. 单卵双胎的形成原因为
   - A. 双精受精
   - B. 双卵受精
   - C. 单卵受精
   - D. 单卵或双卵受精
   - E. 未完全分开的单卵孪生

3. 单卵双胎的描述,**不正确**的是
   - A. 遗传基因相同
   - B. 性别不同
   - C. 血型相同
   - D. 性别相同
   - E. 外貌相似

4. 有关双卵双胎的描述,正确的是
   - A. 发生率低于单卵双胎
   - B. 卵巢一次排出两个卵,分别受精形成
   - C. 一个受精卵形成两个胚泡或两个内细胞群或两个原条所致
   - D. 也称真双胎
   - E. 来自一个受精卵

5. 有关双卵双胎的描述,正确的是
   - A. 遗传基因一定相同
   - B. 血型一定相同
   - C. 性别一定相同
   - D. 外貌和生理特征的差异如同一般的兄弟姐妹
   - E. 性别一定不同

6. 关于多胎的形成原因,**不正确**的是
   - A. 可能由一个受精卵形成
   - B. 可能由双卵受精形成
   - C. 可能由单卵受精形成
   - D. 可能由单卵或双卵受精形成
   - E. 可能由未完全分开的单卵孪生形成

7. 关于多胎的描述,**不正确**的是
   - A. 一次娩出两个新生儿
   - B. 发生率低
   - C. 服用促排卵药或体外人工受精(试管婴儿)易发生
   - D. 有单卵、多卵或混合性几种类型
   - E. 性别可以相同,也可不同

8. 连体双胎的形成原因为
   - A. 双精受精
   - B. 双卵受精
   - C. 多卵受精
   - D. 未完全分开的单卵孪生
   - E. 多精受精

9. 连体双胎中,若两个胎儿大小对称,**不包括**
   - A. 胸部连胎
   - B. 头连双胎
   - C. 纸样胎
   - D. 胸腹连胎
   - E. 臀连双胎

10. 连体双胎中,两个胚胎一大一小,小的胚胎发育不全,形成
    - A. 寄生胎
    - B. 头连双胎
    - C. 臀连双胎
    - D. 胸腹连胎
    - E. 腹部连胎

A2 型题

1. 患者,女,25岁,孕26⁺³周,孕早期未接受超声检查。现来我院进行超声检查。B超:宫腔内可见2个胎儿回声,两胎儿头部彼此融合,内有两套脑组织,显示两个胎儿颜面部,胎体独立,2个脊柱,脊柱连续性好,胎心规律,胎盘一个,位于子宫后壁,成熟度I级。超声提示:头连双胎畸形。关于此畸形的描述,**不正确**的是

    A. 成因为未完全分开的单卵孪生   B. 两个胎儿大小基本一致

    C. 两个胎儿性别相同   D. 两个胎儿血型不同

    E. 两个胎儿头部粘连

2. 患儿,女,出生后16h。腹膨隆,右中上腹可触及约9cm×8cm×6cm囊性肿物,质软,边界清楚,内可触及实性组织,活动度可。超声检查:于右中上腹可见一8.6cm×7.5cm×5.7cm混合回声肿块,包膜完整,边界清,形态不规则,肿块回声不均质,内可见排列整齐的脊椎、双下肢骨化强回声。超声提示:右上腹胎内胎。关于该结果的描述,正确的是

    A. 成因为未完全分开的单卵孪生,小的胎儿被包卷入大胎儿体内

    B. 两个胚胎大小一致

    C. 成因为原条未退化所致

    D. 两个胚胎性别不同

    E. 成因为神经管未闭合所致

答案

A1 型题

1. E   2. C   3. B   4. B   5. D   6. E   7. A   8. D   9. C   10. A

A2 型题

1. D   2. A

(郝立宏)

第二十三章   胎儿的血液循环和出生后的变化

一、实验指导

(一) 实验方法

观察模型,出生前的心脏以及血液循环途径;出生后的心脏以及血液循环途径。

(二) 实验内容

观察足月胎儿的心脏:外形及内部结构与成体心脏大致相似,但可见未闭的卵圆孔。在足月胎儿体内辨认脐静脉、脐动脉、静脉导管和动脉导管,它们和成体的哪些结构相对应。

二、学习指导

(一) 学习目标

掌握 胎儿血液循环的特殊结构。

熟悉 胎儿出生后血液循环的变化。

了解 胎儿血液循环途径。

(二) 学习要点

胎儿血液循环的特殊结构是重点;胎儿出生后,导致血液循环途径变化的主要原因及主要的循环途径变化。

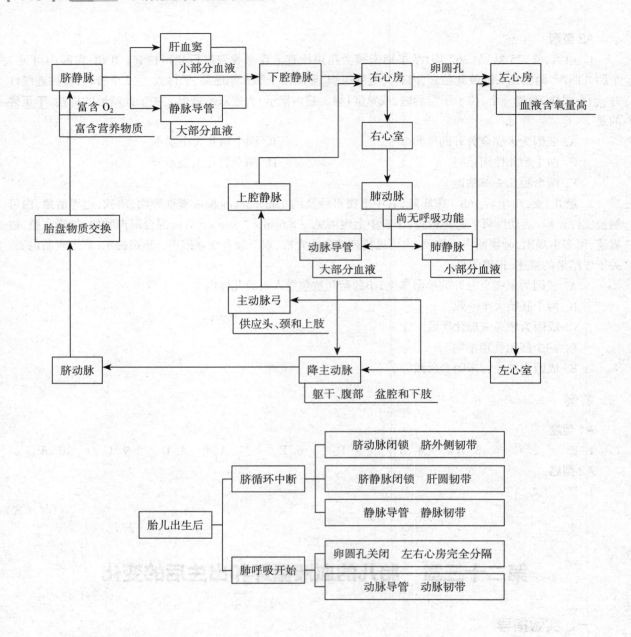

三、习题及答案

A1 型题

1. **不是**胎儿血液循环中特有结构的是
    A. 脐静脉   B. 脐动脉   C. 卵圆窝
    D. 静脉导管   E. 动脉导管

2. 以下对胎儿血液循环的描述，**错误**的是
    A. 脐静脉内富含氧气和营养物质   B. 脐静脉的血液经由静脉导管注入下腔静脉
    C. 出生前血液可经右心房注入左心房   D. 动脉血与静脉血完全分流
    E. 胎儿头颈部的发育优于躯干和四肢

3. 以下对胎儿血液循环的描述，**错误**的是
    A. 脐动脉以静脉性质的血液为主   B. 下腔静脉中混有动脉血
    C. 右心房的血液经卵圆孔注入左心房   D. 肺动脉的血液全部入肺参与肺循环
    E. 降主动脉中混有静脉血

4. 关于出生后胎儿血液循环的变化,正确的是
　　A. 脐静脉形成静脉韧带　　　　B. 脐动脉形成动脉韧带　　　C. 卵圆孔形成卵圆窝
　　D. 静脉导管保留　　　　　　　E. 动脉导管保留

5. 关于出生后胎儿血液循环的变化,**错误**的是
　　A. 脐静脉形成肝圆韧带　　　　B. 脐动脉形成脐侧韧带　　　C. 卵圆孔形成卵圆窝
　　D. 静脉导管形成静脉韧带　　　E. 动脉血与静脉血混流

A2 型题

1. 患儿,男,2 岁。自幼咳嗽、气急,生长发育落后。查体,胸骨左缘上方可闻及收缩期杂音。心导管检查发现肺动脉血氧含量高于右心室。患者诊断为动脉导管未闭。正常情况下,胎儿出生后肺循环量增大,动脉导管会逐渐退化,出生后 3 个月左右闭锁成为动脉韧带,除此之外正常的血液循环变化还包括
　　A. 左心房的血液含氧量高　　　　　　　B. 左心房血液向右心房分流
　　C. 肺动脉的血液仅有不足 10% 进入肺　　D. 脐静脉、脐动脉、静脉导管闭锁形成韧带
　　E. 脐静脉中流动着富含氧气和营养物质的血液

2. 患者,男,50 岁。反复出现头晕、头痛,伴站立不稳,多在咳嗽后发作,劳累及情绪波动后亦可出现。心脏超声发现卵圆孔未闭,心房水平左向右分流,可见大量微气泡显影。患者行局麻下经皮卵圆孔未闭封堵术,术后症状完全消失。卵圆孔是胎儿血液循环特有的结构,由于出生后血液循环的变化,一般在出生后第 1 年闭合,若大于 3 岁的幼儿卵圆孔仍不闭合称卵圆孔未闭,是目前成人中最常见的先天性心脏异常。以下关于血液循环出生后变化的原因和表现,**错误**的是
　　A. 脐循环中断　　　　　　　　　B. 肺开始呼吸
　　C. 动脉导管闭锁为动脉韧带　　　D. 静脉导管闭锁为静脉韧带
　　E. 右心房压力高于左心房

答案

A1 型题

1. C　　2. D　　3. D　　4. C　　5. E

A2 型题

1. D　　　2. E

(郝立宏)

第二十四章　常见先天性畸形及原因

一、实验指导

(一)实验方法

观察标本,熟悉常见先天性畸形的表现。

(二)实验内容

观察唇裂、腭裂、面斜裂、先天性脐疝、多囊肾、异位肾、无脑儿和脑积水等常见先天性畸形标本。

二、学习指导

(一)学习目标

熟悉　人胚胎主要器官的致畸敏感期。

了解　先天性畸形发生的遗传因素,环境因素以及环境因素与遗传因素的相互作用。

（二）学习要点

了解颜面，以及消化、呼吸、泌尿、生殖、循环和神经系统的常见先天性畸形，及其形成畸形的异常发育。

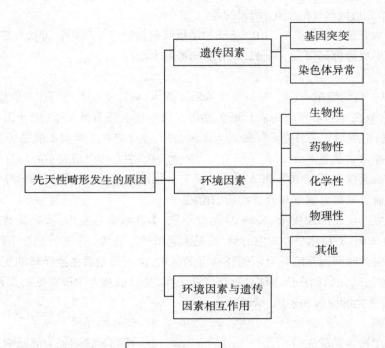

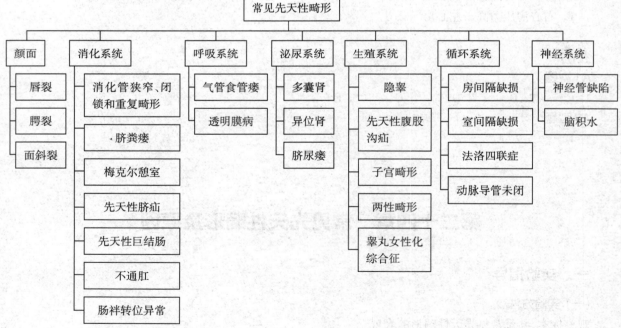

三、习题及答案

A1 型题

1. 先天畸形是指出生时即能显现的
    A. 形态结构异常   B. 功能异常   C. 代谢异常
    D. 精神异常   E. 行为异常

2. 胚胎发育过程由于某些因素导致的出生时即能显现的异常为出生缺陷,**不包括**
   A. 行为异常   B. 功能异常   C. 代谢异常

   D. 形态结构异常   E. 增生异常

3. 先天畸形的发生原因**不包括**
   A. 染色体畸变   B. 基因突变   C. X 线照射

   D. 长期用抗惊厥药   E. 产检时的彩色多普勒检查

4. 对先天畸形易发期的描述,**错误**的是
   A. 受精后前 2 周,致畸因素的损伤通常致胚死亡,很少发展为畸形

   B. 第 3~8 周,为胚胎各器官原基建立的时期,是致畸敏感期

   C. 第 9 周以后,胎儿即使受到致畸因素影响也不会发生畸形

   D. 各器官的发育期有差异,故致畸敏感期也不同

   E. 脑的生长加速期在胎儿期,对致畸因子仍然敏感

5. 致畸敏感期是在
   A. 第 2 周前   B. 受精时   C. 第 9 周至出生

   D. 第 3~8 周   E. 第 8 周之前

6. **不属于**先天畸形的是
   A. 宫外孕   B. 唇裂   C. 隐睾

   D. 多囊肾   E. 无脑儿

7. 形成脐粪瘘的原因是
   A. 卵黄蒂完全退化   B. 卵黄蒂完全未退化

   C. 卵黄蒂与肠管相连的基部未退化   D. 尿囊的根部未退化

   E. 脐尿管未退化

8. 形成梅克尔憩室的原因是
   A. 卵黄蒂完全退化   B. 卵黄蒂完全未退化

   C. 卵黄蒂与肠管相连的基部未退化   D. 尿囊的根部未退化

   E. 脐尿管未退化

9. 形成脐尿瘘的原因是
   A. 卵黄蒂完全退化   B. 卵黄蒂完全未退化

   C. 卵黄蒂与肠管相连的基部未退化   D. 尿囊的根部未退化

   E. 脐尿管未退化

10. 先天性脐疝的原因是
   A. 脐腔未闭锁   B. 卵黄蒂完全未退化

   C. 卵黄蒂与肠管相连的基部未退化   D. 神经嵴细胞未迁移至肠壁

   E. 脐尿管未退化

11. 先天性巨结肠的原因是
   A. 脐腔未闭锁   B. 卵黄蒂完全未退化

   C. 卵黄蒂与肠管相连的基部未退化   D. 神经嵴细胞未迁移至肠壁

   E. 脐尿管未退化

12. 先天性肛门闭锁的原因是
   A. 脐腔未闭锁   B. 卵黄蒂完全未退化   C. 肛膜未破裂

   D. 神经嵴细胞未迁移至肠壁   E. 脐尿管未退化

13. **不是**肠袢转位异常原因的是
   A. 肠袢退回腹腔时脐腔未闭锁   B. 肠袢伸入脐腔时未发生旋转

  C. 肠袢退回腹腔时未发生旋转   D. 肠袢退回腹腔时发生反向旋转

  E. 肠袢伸入脐腔和退回腹腔的过程中旋转不到位

14. 透明膜病的原因是

  A. 肺泡Ⅰ型上皮细胞分化不良   B. 肺泡Ⅱ型上皮细胞分化不良

  C. 肛膜未破裂   D. 口咽膜未破裂

  E. 神经嵴细胞未迁移至肺

15. 多囊肾的原因是

  A. 生后肾组织未发育   B. 肾小管与集合小管未连接贯通

  C. 肾在上升过程中未达到正常位置   D. 脐尿管未破裂

  E. 输尿管芽未发育

16. 异位肾的原因是

  A. 生后肾组织未发育   B. 肾小管与集合小管连未接通

  C. 肾在上升过程中未达到正常位置   D. 脐尿管未破裂

  E. 输尿管芽未发育

17. 肾缺如的原因是

  A. 脐尿管未闭锁   B. 肾小管与集合小管连未接通

  C. 肾在上升过程中未达到正常位置   D. 生后肾组织未发育

  E. 泄殖腔未发育

18. 关于隐睾的描述,**错误**的是

  A. 睾丸未降入阴囊

  B. 出生后睾丸仍留在腹腔或腹股沟管内

  C. 早产儿的发生比例较高

  D. 发生隐睾的新生儿多数在 1 岁左右睾丸能自行降入阴囊

  E. 不影响患儿未来的生育能力

19. 先天性腹股沟疝的原因是

  A. 睾丸未降入阴囊   B. 脐腔未闭锁

  C. 腹腔和鞘膜腔之间的通道未闭锁   D. 脐尿管未闭锁

  E. 输尿管芽未发育

20. 对两性畸形的描述,**不正确**的是

  A. 真两性畸形患者体内同时有睾丸和卵巢 B. 男性假两性畸形患者体内有发育不佳的睾丸

  C. 女性假两性畸形肾上腺皮质雄激素分泌不足 D. 第二性征介于男女之间

  E. 外生殖器介于男女之间

21. 房间隔缺损的原因是

  A. 卵圆孔未闭   B. 肺动脉与降主动脉之间通道未闭

  C. 室间隔膜部发育不良   D. 主动脉肺动脉隔偏位

  E. 房间隔膜部发育不良

22. 动脉导管未闭的原因是

  A. 卵圆孔未闭   B. 肺动脉与降主动脉之间通道未闭

  C. 室间隔膜部发育不良   D. 主动脉肺动脉隔偏位

  E. 房间隔膜部发育不良

23. 法洛四联症**不包含**的缺陷是

  A. 卵圆孔未闭   B. 肺动脉狭窄   C. 主动脉骑跨

  D. 室间隔缺损   E. 右心室肥大

24. **不属于**神经管缺陷的是
   A. 前神经孔未闭
   B. 后神经孔未闭
   C. 无脑儿
   D. 脊髓裂
   E. 脑室系统发育异常导致脑脊液循环障碍

A2 型题

1. 患儿,男,5岁。超声显示左侧阴囊中睾丸大小和质地正常,但右侧阴囊内未见睾丸回声,右腹股沟区近会阴部可见 2mm × 1.5mm 椭圆形低回声区、边界清楚。诊断为隐睾症。关于隐睾症的描述,以下**不正确**的是
   A. 睾丸未能进入阴囊   B. 睾丸可能留在腹部或腹股沟管中
   C. 多数隐睾患者在 1 岁左右会降入阴囊   D. 可造成男性不育
   E. 为中肾管发育异常

2. 患者,女,35岁。由于月经不调就医。超声检查:左肾区未见肾回声,但是在左卵巢附件区下方可见约 82mm × 44mm × 60mm 的肾回声。诊断为:异位肾。异位肾发生的原因是
   A. 肾上腺素异常   B. 性腺异常   C. 膀胱无法上升
   D. 肾上升未到位   E. 肾功能下降

3. 患有多种先天性畸形的婴儿死亡,尸检显示心脏畸形。主动脉骑跨于缺损的室间隔上,近端肺动脉狭窄。最能准确描述该婴儿心脏状况的术语是
   A. 大动脉移位   B. 房间隔缺损   C. 室间隔缺损
   D. 法洛四联症   E. 肺动脉高压

4. 患儿,男,5岁。自幼唇指(趾)甲床青紫,乏力,活动后气促,体格发育落后,胸骨左缘第 2~3 肋间可闻及Ⅲ级收缩期杂音,经超声心动图证实为先天性心脏病,法洛四联症。此患儿其心脏畸形的组成是
   A. 主动脉狭窄,室间隔缺损,肺动脉骑跨,右心室肥大
   B. 主动脉狭窄,房间隔缺损,主动脉骑跨,左心室肥大
   C. 肺动脉狭窄,室间隔缺损,主动脉骑跨,右心室肥大
   D. 肺动脉狭窄,房间隔缺损,肺动脉骑跨,左心室肥大
   E. 肺动脉狭窄,房间隔缺损,主动脉骑跨,右心室肥大

5. 患儿,男,3d。因呕吐、无法排便、腹胀和无法母乳喂养而就诊。婴儿表情不适,体格检查发现明显的腹部膨胀,叩诊伴有共鸣,未闻及肠鸣音。腹部 X 线检查显示结肠扩张。经组织学检查,未见神经节细胞。该新生儿可能患有的畸形是
   A. 先天性脐疝   B. 先天性巨结肠   C. 肠袢转位异常
   D. 先天性肥厚性幽门狭窄   E. 梅克尔憩室

答案

A1 型题

1. A　2. E　3. E　4. C　5. D　6. A　7. B　8. C　9. E　10. A
11. D　12. C　13. A　14. B　15. B　16. C　17. D　18. E　19. C　20. C
21. A　22. B　23. A　24. E

A2 型题

1. E　2. D　3. D　4. C　5. B

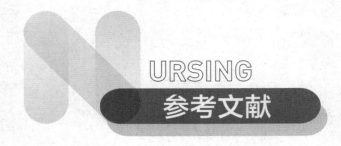

［1］周瑞祥,张雅芳 . 人体形态学［M］. 5 版 . 北京:人民卫生出版社,2022.
［2］李继承,曾园山 . 组织学与胚胎学［M］. 9 版 . 北京:人民卫生出版社,2018.
［3］丁文龙,刘学政 . 系统解剖学［M］. 9 版 . 北京:人民卫生出版社,2018.